华中科技大学同济医学院附属同济医院

脑血管病

病例精解

名誉主编／雷　霆

主　编／张华楸　舒　凯

科学技术文献出版社
SCIENTIFIC AND TECHNICAL DOCUMENTATION PRESS

·北京·

图书在版编目（CIP）数据

华中科技大学同济医学院附属同济医院脑血管病病例精解/张华楸，舒凯主编. —北京：
科学技术文献出版社，2022.8
ISBN 978-7-5189-9350-5

Ⅰ.①华…　Ⅱ.①张…　②舒…　Ⅲ.①脑血管疾病—病案　Ⅳ.①R743

中国版本图书馆 CIP 数据核字（2022）第 120692 号

华中科技大学同济医学院附属同济医院脑血管病病例精解

策划编辑：帅莎莎　　　责任编辑：帅莎莎　　　责任校对：张　微　　　责任出版：张志平

出　版　者	科学技术文献出版社
地　　　址	北京市复兴路 15 号　邮编　100038
编　务　部	（010）58882938，58882087（传真）
发　行　部	（010）58882868，58882870（传真）
邮　购　部	（010）58882873
官方网址	www.stdp.com.cn
发　行　者	科学技术文献出版社发行　全国各地新华书店经销
印　刷　者	北京地大彩印有限公司
版　　　次	2022 年 8 月第 1 版　2022 年 8 月第 1 次印刷
开　　　本	787×1092　1/16
字　　　数	149 千
印　　　张	13.25
书　　　号	ISBN 978-7-5189-9350-5
定　　　价	98.00 元

《华中科技大学同济医学院附属同济医院脑血管病病例精解》

编委会

名誉主编：雷　霆

主　　编：张华楸　舒　凯

副 主 编：王　胜　曾　亮　朱明欣

编　　委（按姓氏笔画排序）：

万学焱　王俊文　尧小龙　李　俊　李朝曦

吴增宝　周明辉　钱　晨　黄　伟　康慧聪

淦　超　韩　林　韩　扬　程立东　游　超

名誉主编

雷霆，主任医师，教授，博士研究生导师。现任华中科技大学同济医学院附属同济医院外科学系副主任、神经外科主任，享受国务院特殊津贴。

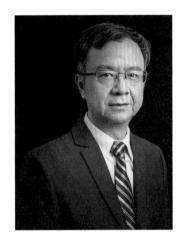

兼任中德医学协会副理事长、世界华人神经外科协会理事、中华医学会神经外科学分会常务委员、中国医师协会神经外科分会委员、中国垂体瘤协作组副组长、中国罕见病联盟下丘脑垂体疾病学组副组长、国家卫健委脑防委出血性外科专业委员会常务委员、武汉医学会神经外科分会名誉主任委员、湖北省神经科学学会副理事长和湖北省病生学会神经疾病学会主任委员等学术职务。主持和指导多项国家自然科学基金课题并建立了神经外科中德神经肿瘤分子内分泌实验室。在培养众多神经外科博士和硕士生的同时，还指导博士后10余名。

雷霆教授全面推行显微神经外科等新技术训练和应用，极大地促进了科室亚专业，如神经肿瘤外科、立体定向功能神经外科、颅脑损伤与重症监护、脑血管病显微手术和介入治疗、脊髓脊柱神经外科、小儿神经外科以及分子神经外科等技术水平全面提升。在系统掌握显微神经外科技术的同时，重点研究鞍区病变（垂体瘤、颅咽管瘤和脊索瘤）和脊髓病变显微手术，其中20余年建成的《垂体腺瘤基础研究和现代精准诊疗体系》获湖北省科技进步二等奖，长期研究脑胶质瘤综合治疗，主编了《颅脑损伤》和《小儿神经外科学》专著。主译出版德文版国际专业巨著《神经重症医学》。

主编简介

张华楸，主任医师，教授，博士研究生导师。现任华中科技大学同济医学院附属同济医院光谷院区副院长、华中科技大学同济医学院附属同济医院神经外科副主任，光谷院区神经外科执行主任。博士期间在美国纽约州奥尔巴尼市 Ordway 研究所从事脑缺血和外伤的致病机制与神经保护研究；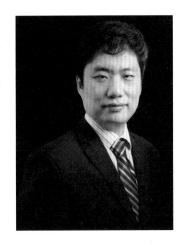
此后又先后赴德国埃尔朗根－纽伦堡头颈外科医院，德国杜伊斯堡－埃森大学医学院，美国俄亥俄州立大学，芝加哥大学交流学习和访问。

兼任中华医学会神经外科分会青年委员、脑血管外科学组委员、中国微循环学会常务理事、中国卒中学会神经外科分会委员、湖北省病理生理学会副理事长、脑血管病专业委员会主任委员、武汉医学会神经外科分会主任委员、湖北省医学会神经外科分会常务委员等。

目前主要从事脑血管病、脑肿瘤的临床和基础研究。特别是对各种复杂血管病的手术治疗，如床突旁和后循环动脉瘤、巨大脑血管畸形，各种高、低流量的颅内外搭桥手术等有较丰富的经验。基础研究方面专注于胶质细胞参与的神经损伤和修复、重塑机制。已发表论文 100 余篇，其中被 SCI 收录论文 50 余篇。先后承担国家自然基金和省部级各项基金多项，获武汉市中青年人才。

担任《中国临床外科杂志》《临床神经外科杂志》《中华脑血管病杂志》编委；是国际期刊 *J Neuroinflammation*，*Frontiers Neurology*，*Frontiers Physiology*，*Experimental Neurology*，*Brain Research* 等杂志审稿人。

主编简介

舒凯，主任医师，博士研究生导师，专业技术三级。现任华中科技大学同济医学院附属同济医院神经外科常务副主任、湖北省神经科学学会神经外科专业委员会主任委员、湖北省医学会神经外科分会副主任委员、湖北省神经外科质量控制中心专家委员会副主任委员、中国医师协会神经外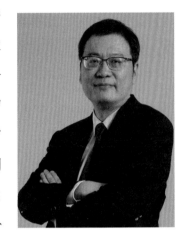科分会功能神经外科学组委员、世界华人神经外科协会功能神经外科委员会常务委员、湖北省抗癫痫协会副会长、中国神经外科学会神经肿瘤分会委员等。

从事神经外科临床、科研及教学工作 26 年，临床经验丰富，擅长各类显微神经外科手术，包括颅内肿瘤、脊髓肿瘤、脑血管病、脑外伤及各种神经系统先天性疾病的神经外科治疗，尤其对复杂颅底肿瘤（如听神经瘤、颅底脑膜瘤、颅咽管瘤）和难治性癫痫、三叉神经痛及面肌痉挛等功能性疾病进行了深入的研究，完成神经外科手术万余例，年手术量超 1000 台。在颅底肿瘤、脑出血性疾病及功能神经外科领域均积累了丰富的临床经验。多次主持和协作举办全国和湖北省的医学继续教育项目，有效促进了神经外科新技术新业务在基层医院的普及开展。

同济医院裘法祖医德风范奖获得者，华中科技大学研究型临床医师项目、武汉市创新人才项目、武汉市中青年医学骨干人才项目入选者。主持和参加包括国家自然科学基金在内的多项科研课题，在临床和基础研究方面取得了突出成绩，发表了多篇对临床工作有指导意义的高水平论文，多次获得湖北省及武汉市的科技进步奖：2006年度武汉市科技进步二等奖，2020年度湖北省科技进步二等奖。主编及参编了多部学术专著，在国家核心期刊及SCI期刊上发表论文200余篇。担任Frontiers系列杂志特约审稿人，以及《中华实验外科杂志》《中国微侵袭杂志》《中华神经外科杂志(英文版)》《临床神经外科杂志》《华中科技大学学报(英文版)》《中国微侵袭神经外科杂志》《立体定向和功能性神经外科杂志》《神经损伤与功能重建》等杂志的编委或特约审稿专家。

前　言

脑血管病作为最古老的一类疾病，一直受到广泛的关注。公元前 691 年，亚述王国记载了人类历史上第一个卒中患者，到 15 世纪意大利的瓦萨利首次将 "stroke" 用于脑血管病的描述，到 16 世纪 Wills 等对出血和缺血性脑血管病的分类和相关理论的建立等，都是人类对其认知和理解不断深入的过程。随着发病率和认识的增加，脑血管病和心脏病、恶性肿瘤共同构成了人类死亡的三大病因。

20 世纪初数字减影血管造影（digital subtraction angiography，DSA）的发明和应用开创了近代神经科学脑血管病诊治的里程碑。其临床应用让神经外科医生对全脑血管的解剖和一些疾病的发病机制有了新的认识。20 世纪血管内治疗脑血管病（介入手段）的应用和发展更是将当今的脑血管病诊断和治疗推动到一个新的高度。

华中科技大学同济医学院附属同济医院神经外科的前身是同济医科大学附属同济医院神经外科。1955 年同济医院由上海整体搬迁武汉之前，裘法祖教授于 1947 年已在上海开展了神经外科手术工作。1953 年，在裘教授安排下，蒋先惠教授参加了由卫生部组织的在天津医学院举办的全国第一期神经外科培训班。蒋教授学习结束后，于 1955 年随医院迁至武汉，开始筹备并负责组建同济医院神经外科，20 世纪 60 年代科室主要开展脑外伤和脑出血的治疗，同时接收进修生，并成为湖北省神经外科医师的摇篮。20 世纪 70 年代中期随着显微外科的发展，李龄教授开始推进现代神经外科手术和显微技术的发展，开展了颅底肿瘤、颅内巨大动脉瘤的手术治疗。20 世纪 80 年代中期，薛德麟教授开始重点探索临床常见脑血管病的诊治和显微手术工作。在其带领下，很快由神经外科医生自己穿刺颈动脉造影过渡至与放射科 DSA 合作，并先后有序指导胡文安教授、朱炎昌教授、陈坚教授等开始开展脑血管病，如动脉瘤夹闭、血管畸形切除、颅内外血管搭桥等各类复杂脑血管病显微手术。1998 年留学德国回来的雷霆教授担任科室主任后，加快了向国际一流医院学习和发展的脚步，以德国 Erlangen-Nuremberg 大学神经外科治疗模式为基础之后，联合从瑞士留学回国的陈劲草主任医师，与陈坚教授一起打造脑血管病显微手术团队并推动放射介入神经外科发展，同时在国内外同道的支持和帮助下，先后培养了多批年轻教授开展脑血管病的显微手术和放射介入复合手术工作，如舒凯主任医师、于加省主任医师、郭东生教授、张华楸教授、何跃副教授、王胜副主任医师、曾亮副教授、朱明欣副教授等。目前科室脑血管病亚专业已经成为拥有 5 ~ 6 个治疗团队，可以开展各类复杂神经血管外科手术，各类血管病年手术量约 2000 台的大型神经外科特色治疗中心，也是"十三五"期间湖北省唯一国家临床重点专科。

适逢科学技术文献出版社"中国医学临床百家"病例精解系列丛书的邀约，我们将近年来在我科诊治的 19 类常见脑血管病病例进行了编辑和汇总。该书是科室集体智慧的结晶，感谢所有参与书籍编纂人员付出的辛勤劳动，在此一并感谢。我们希望通过该书和国内同行进行交流和探讨。由于编写时间仓促和本领域发展的日新月异，本书不足之处还请各位同道积极反馈，不吝赐教，以便修订之需。

华中科技大学同济医学院附属同济医院神经外科

目　录

第1章
手术治疗前交通动脉瘤

病例 1

病历摘要

一般情况：患者男性，67 岁。

主诉：突发左侧肢体无力 2 天。

现病史：患者 2 天前无明显诱因出现左侧肢体麻木无力，不伴头痛头晕，无恶心呕吐。无视物模糊、视力下降，无流涎、吞咽困难、饮水呛咳等不适。遂来我院门诊就诊。头部 CT 检查诊断：右侧半卵圆中心、放射冠及双侧基底节区梗死灶可能。门诊以"脑梗死"收入院。

自起病以来，患者精神、食欲、睡眠尚可，大小便正常，体力、体重无明显改变。

既往史：有高血压病史，规律服药，控制良好，高脂血症、糖尿病病史数年。否认药物、食物过敏史。否认外伤手术史。

入院查体：T 36.3 ℃，P 64 次/分，R 16 次/分，BP 173/95 mmHg。神清语利，双侧瞳孔等大等圆，对光反射灵敏，眼球活动度尚可，无明显眼震。伸舌左偏，左侧鼻唇沟浅。颈软，克氏征阴性。四肢肌力、肌张力正常，左侧腱反射较右侧亢进。病理征阴性。左侧指鼻及跟、膝、胫反射稍差；右侧正常，深浅感觉未见明显异常。

实验室或影像学检查：

血常规、尿常规、肾功能电解质、凝血常规、输血全套、心电图和胸片检查未见异常。

彩超—心脏+心功能+室壁运动分析：①左室肥厚；②升主动脉近端增宽。

头部 MRI 提示右侧半卵圆中心—放射冠梗死灶；左侧半卵圆中心、双侧额顶叶及右侧放射冠小缺血灶；右侧基底节区软化灶伴胶质增生；轻度脑萎缩，脑白质病。右侧半卵圆中心—放射冠、侧脑室旁区 MTT、TTP 较对侧稍延长，CBV、CBF 未见明显下降，余脑实质灌注未见明显异常（图 1-1）。

头部 CTA 提示右侧椎动脉较对侧纤细，右侧椎动脉 V4 段局部未见明显显示，基底动脉粗细不均，局部狭窄；双侧颈总动脉分叉处管壁增厚钙化。双侧大脑前动脉共干，由右侧颈内动脉供血；前交通动脉偏右侧可见小突起，宽约 2.3 mm；双侧大脑中动脉粗细不均；左侧大脑后动脉粗细不均，局部稍窄（图 1-2）。

DSA：前交通动脉瘤（图 1-3）。

临床诊断：前交通动脉瘤。

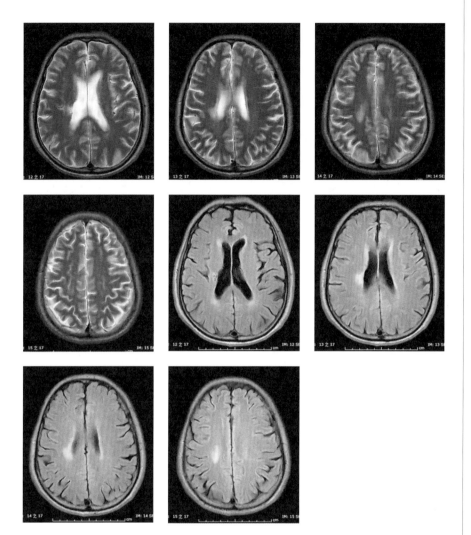

图 1-1　头部 MRI

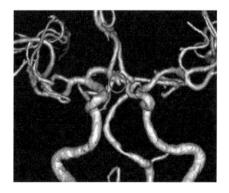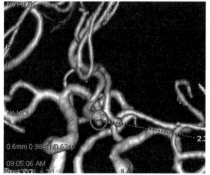

图 1-2　头部 CTA

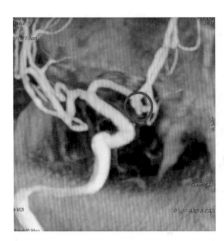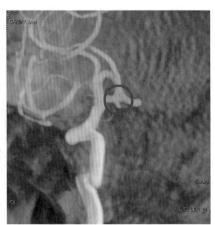

图 1-3　DSA 检查

诊疗经过

手术经过：

常规消毒铺巾，取额颞部发际内弧形切口，翼点入路，游离骨瓣开颅。弧形剪开硬脑膜，解剖侧裂池、颈内动脉池、视交叉池，释放脑脊液。逐渐显露 ICA 主干、同侧大脑前 A1 段，继续分离逐渐显露同侧及对侧 A2、对侧 A1，探查可见动脉瘤位于前交通动脉处，小心分离显露瘤体及瘤颈，740 动脉瘤夹一枚直接予以夹闭，探查无误夹，动脉瘤夹闭完全，周围穿支血管保留完好，罂粟碱棉片湿敷载瘤血管 10 min，术野彻底止血。严密缝合硬脑膜，置引流管 1 根，还纳骨瓣，常规缝合切口。

术后康复情况：

术后患者神志清楚，双侧瞳孔等大等圆，对光反射存在。四肢活动正常。患者于术后常规拆线出院。

手术影像：

术后头部 CT 提示颅脑呈动脉瘤夹闭术后改变，无明显出血或

笔记

梗死（图1-4）。

头部 CTA 检查提示动脉瘤夹闭满意（图1-4）。

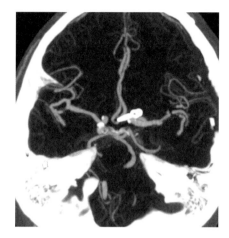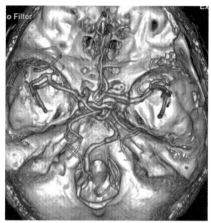

图1-4　头部 CT 及 CTA 检查

病例 2

📋 病历摘要

一般情况： 患者女性，57岁。

主诉： 突发头痛1天。

现病史： 患者于昨晚无明显诱因突发剧烈头痛，以前额和后枕部为主，持续性。伴有恶心呕吐，呕吐物为胃内容物。无意识障碍和肢体活动障碍，无大小便失禁，在当地医院查头颅 CT 提示蛛网膜下腔出血，患者为求诊治遂来我院，门诊以蛛网膜下腔出血收入院。

自起病以来，患者精神差，食欲减少，大小便未解，体力下降，体重无明显改变。

既往史： 有高血压病史，自服硝苯地平片，血压控制良好。否认药物、食物过敏史。否认外伤手术史。

入院查体： T 36.8 ℃，P 72 次/分，R 16 次/分，BP 167/76 mmHg。神清，精神差，查体配合，双侧瞳孔等大等圆，直径约 2 mm，对光反射存在，双侧眼球活动正常，未见明显眼震，双侧额纹对称，伸舌居中，双侧鼻唇沟对称，四肢肌力、肌张力正常，双侧腱反射对称，双侧巴氏征阳性，颈项强直，脑膜刺激征阳性，感觉检查阴性，共济试验阴性。

实验室或影像学检查：

血常规、尿常规、肾功能电解质、凝血常规、输血全套、心电图和胸片检查未见异常。

入院头部 CT 提示蛛网膜下腔出血，左侧侧裂明显（图 1-5）。

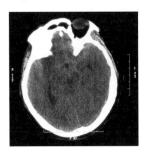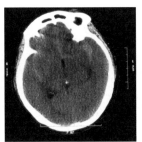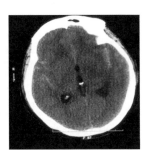

图 1-5　头部 CT

脑血管 DSA 检查提示前交通动脉瘤（图 1-6）。

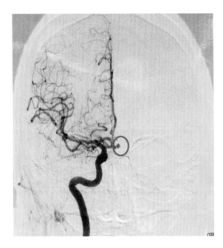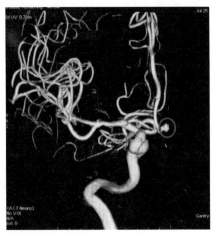

图 1-6　脑血管 DSA 检查

临床诊断： 前交通动脉瘤。

诊疗经过

手术经过：

采取右侧翼点入路，剪开硬脑膜，解剖侧裂至颈内动脉池、视交叉池，逐渐显露 ICA 主干、同侧大脑前 A1 段，继续分离逐渐显露同侧及对侧 A2、对侧 A1，探查可见动脉瘤位于前交通动脉处，小心分离显露瘤体及瘤颈后，采用 750 动脉瘤夹一次夹闭。术中荧光显示夹闭完全，双侧 A1、A2 及穿支血管保留完好。

术后患者神志清楚，精神稍差，查体配合，双侧瞳孔等大等圆，对光反射存在。四肢活动正常。术后复查 CTA（图 1 - 7），提示动脉夹闭完全。患者术后恢复顺利，予以拆线出院。

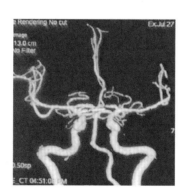

图 1 - 7　术后复查 CTA

动脉瘤复发： 6 个月后，患者诉头痛，复查头部 DSA 提示动脉瘤复发，再次行开颅动脉瘤夹闭术（图 1 - 8）。

复发动脉瘤夹闭： 采取原手术入路，剪开硬脑膜，解剖侧裂至颈内动脉池、视交叉池，逐渐显露 ICA 主干、同侧大脑前 A1 段，继续分离逐渐显露同侧及对侧 A2、对侧 A1，探查可见原动脉瘤夹

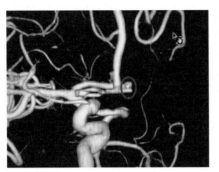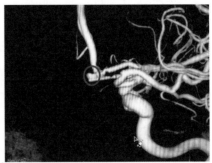

图 1-8　复查头部 DSA

上方在前交通动脉处局部凸出，为复发动脉瘤。考虑前交通动脉无法保留，在电生理监测下移除原动脉瘤夹后，采用跨血管动脉瘤夹一枚，跨过 A2 后完全夹闭前交通动脉，两侧 A2 分别由各自 A1 供血，电生理监测无异常，荧光造影显示动脉充盈良好。

术中影像（图 1-9）：

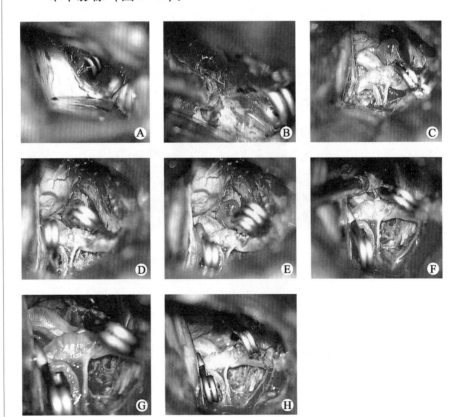

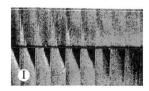
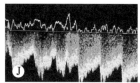
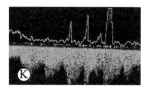

A：显露见原动脉瘤夹；B：分离动脉瘤夹周围粘连；C：显露复发动脉瘤，发现为前交通动脉分出；D，E：尝试不同角度夹闭复发动脉瘤，难以成功；F：采用跨血管动脉瘤夹，完全夹闭前交通动脉后，动脉瘤完全消失；G，H：检查双侧 A2 和穿支血管；I，J，K：对侧 A1、A2 和穿支血管 TCD。

图 1-9   术中影像

术后 CT 见图 1-10。

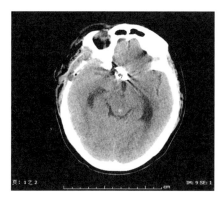
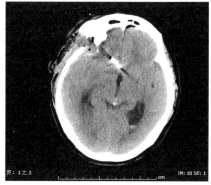

图 1-10   术后 CT

术后 CTA 见图 1-11。

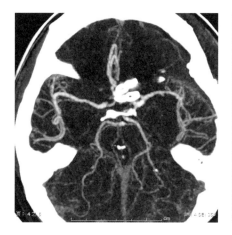
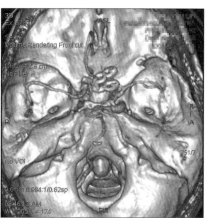

图 1-11   术后 CTA

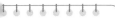

讨论与分析

病例特点：

上述是 2 例前交通动脉瘤开颅手术治疗病例。第 1 例患者是因为脑缺血导致一侧运动功能障碍至神经内科就诊，造影检查发现未破裂前交通动脉瘤。第 2 例患者则是由于动脉瘤破裂导致蛛网膜下腔出血，入院后行 DSA 检查确诊。本例患者经手术夹闭后半年，动脉瘤原位复发，累及整个前交通动脉，在电生理监测下夹闭载瘤动脉（前交通动脉）后治愈。

手术技巧：

前交通动脉瘤是最为常见的一类颅内动脉瘤，起源于前交通复合体。较其他部位动脉瘤（如大脑中、后交通动脉瘤）血管解剖复杂。周边血管包括双侧大脑前动脉 A1 段和 A2 段、前交通动脉、回返动脉及穿支血管等。手术中损伤这些血管可能导致患者电解质紊乱、视力下降、记忆障碍，甚至持久昏迷。显微手术一般采用眶上外侧骨窗，选择优势供血侧入路。完全暴露动脉瘤颈和双侧前交通动脉复合体后，再夹闭动脉瘤。部分动脉瘤在双侧 A2 间，瘤颈可能被同侧 A2 阻挡显露困难，可考虑从对侧入路夹闭。对于前交通动脉位置较高或动脉瘤深入纵裂者也可以采用额底入路。术中应该配合荧光造影和电生理监测，保证双侧 A1、A2 和穿支血管通畅和动脉瘤完全夹闭。

疾病介绍

前交通动脉瘤概述：

前交通动脉瘤是颅内最常见的动脉瘤之一，其发生率约占颅内

 笔记

动脉瘤的30%。根据前交通动脉瘤的指向不同，可以将前交通动脉瘤分为视交叉型和纵裂型。不同类型的动脉瘤术中处理略有不同，其手术技巧详见手术要点。

手术适应证：目前，治疗前交通动脉瘤的主要方法有显微手术夹闭和血管内栓塞治疗。开颅夹闭可以清楚地显露动脉瘤颈，保护视神经和穿支血管，清除血肿及蛛网膜下腔的积血，采取必要的措施预防脑血管痉挛。因此，对于动脉瘤破裂出血合并颅内血肿、动脉瘤较大产生占位效应等病例，选择开颅动脉瘤显微手术夹闭较为合适，如果伴有脑室内血肿患者建议行三脑室底造瘘术，减少术后脑积水可能。血管内栓塞治疗具有创伤小、恢复快，无切口优势，但是治疗费用较高，形态复杂动脉瘤穿支保护困难。对已经破裂动脉瘤合并脑积水者需要配合腰穿置管引流。

手术时机：对于前交通破裂动脉瘤均应该早期手术；对于未破裂动脉瘤，根据部位，形态、大小综合评估后判断。

手术要点：

（1）手术入路：采取动脉瘤优势供血侧翼点入路是前交通动脉瘤的经典手术入路，便于术中临时阻断载瘤动脉，安全分离动脉瘤颈，妥善夹闭动脉瘤。但是此入路创伤较大，存在无效显露脑组织及面神经颞支损伤风险等缺陷。近年来随着精准和微侵袭理念的发展，改良翼点入路（眶上外侧）成为主流。其具有皮肤切口小，不切断颞肌，显露充分等优势。此外，由于神经内镜的应用，经眉弓锁孔入路也被用于部分前交通动脉瘤的夹闭。其利用充分释放脑脊液后，脑组织自然下垂作用，减少无效显露和牵拉，有利于患者快速康复。与翼点入路相比，眉弓锁孔的手术进路更靠近中线，减少直回切除，满足部分结构简单，位置较低的动脉瘤夹闭需要。但是对颅内压高，脑脊液释放不满意，前交通动脉高位或深入纵裂的病

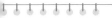

例，完全显露瘤颈及周围血管仍有困难。经纵裂入路在部分日本神经外科中心较为流行。其优势在于可以充分显露双侧 A1、A2，对脑组织牵拉较小，不需要吸除额底直回脑组织。但是由于切口较大，额窦开放率高，开颅时间长，且纵裂分离过程中技术要求较高在国内应用不广泛。

（2）手术方法：手术前应该根据影像学资料对动脉瘤大小、指向、可能破口做出综合判断。视交叉型，动脉瘤通常从前交通动脉前壁发出，瘤体指向视交叉并与其粘连，瘤颈周围有数支从前交通动脉或 A1 发出的小穿支动脉供应视交叉，在抬起额叶显露分离和解剖动脉瘤过程中应该轻柔，最好预先阻断同侧 A1。纵裂型动脉瘤一般从前交通动脉的后壁发出，瘤体指向后上或后下并且与单侧或双侧大脑前动脉 A2 粘连，或者位于 A2 的下方。此型动脉瘤埋藏在前纵裂之中，有时须切除部分直回才能显露。对于复发动脉瘤根据复发时间及周围粘连程度不一，部分手术分离困难；且由于解剖结构不清，术中动脉瘤易于破裂。手术中可先沿着血管近端正常部分向远端粘连处分离。必要时可临时阻断双侧 A1，再抬起额叶，显露瘤颈予以夹闭。第 2 例病例是夹闭术后半年复发，动脉瘤夹周边粘连严重，去除原有动脉瘤夹显露瘤颈。鉴于无法保留前交通动脉，在电生理监测下确认离断后无影响情况下，完全夹闭前交通动脉，动脉瘤不显影。对于复发动脉瘤，由于解剖结构不清楚，需要耐心细致地分离，不可盲目夹闭未知结构。术中可采用超声、荧光造影和电生理辅助手术进行。

治疗建议：

治疗前交通动脉瘤的主要方法有显微手术夹闭和血管内栓塞治疗。手术方式的选择可根据动脉瘤特点、手术者的经验、患者病情和家庭经济条件等情况综合考虑。

参考文献

［1］赵继宗,李京生,王硕,等. 颅内动脉瘤 1 041 例显微手术治疗临床研究. 中华医学杂志, 2003, 83(1): 6 - 8.

［2］SEKHAR L N, NATARAJAN S K, BRITZ G W, et al. Microsurgical management of anterior communicating artery aneurysms. Neurosurgery, 2007, 61(5 Suppl 2): 273 - 290: discussion 290 - 292.

［3］周国胜,张新中,周文科,等. 前交通动脉瘤的临床分型和显微手术治疗策略. 中华神经外科疾病研究杂志, 2008, 7(6): 538 - 540.

［4］MOON J S, CHOI C H, LEE T H, et al. Result of coiling versus clipping of unruptured anterior communicating artery aneurysms treated by a hybrid vascular neurosurgeon. J Cerebrovasc Endovasc Neurosurg, 2020, 22(4): 225 - 236.

［5］李林繁,彭彪,麦洁文. 手术夹闭和介入栓塞对前交通动脉瘤的疗效分析. 临床神经外科杂志, 2008, 5(3): 146 - 148.

［6］刘增尧,徐善才,史怀璋,等. 血管内治疗前交通动脉瘤. 中华神经外科杂志, 2010, 26(12): 1124 - 1126.

［7］黄庆,李铁林,汪求精,等. 126 例前交通动脉瘤的介入治疗. 中华外科杂志, 2002, 40(11): 849 - 851.

［8］罗昱,肖绍文,张超元,等. 前交通动脉瘤显微手术技巧探讨. 中国临床神经外科杂志, 2009, 14(1): 24 - 26.

［9］ROMANI R, ELSHARKAWY A, LAAKSO A, et al. Tailored anterior clinoidectomy through the lateral supraorbital approach: experience with 82 consecutive patients. World Neurosurg, 2012, 77(3/4): 512 - 517.

【万学焱　张华楸　王胜】

第2章
手术治疗大脑中动脉分叉部动脉瘤

病例1

📋 病历摘要

一般情况：患者女性，64岁。

主诉：头痛麻木，伴上肢麻木5天。

现病史：患者5天前无明显诱因出现头痛麻木，伴上肢麻木，头痛呈阵发性，休息后可缓解，但麻木仍持续存在，无乏力、无恶心呕吐。患者为进一步诊治来我院门诊就诊，头部DSA检查显示大脑中动脉瘤，门诊以"动脉瘤"收入院。自起病以来，患者精神、食欲、睡眠尚可，大小便正常，体力、体重无明显改变。

笔记

既往史：有高血压病史，规律服药，血压控制良好，30年前有腹部手术史，具体不详。否认糖尿病、心脏病等其他病史，否认乙肝、结核等传染病及家族遗传病史，否认外伤史、输血史，否认药物及食物过敏史。

入院查体：T 36.5 ℃，P 78次/分，R 20次/分，BP 121/82 mmHg，神清，全身皮肤巩膜未见明显黄染，浅表淋巴结未及肿大，双侧瞳孔等大等圆，直径约2.5 mm，对光反射存在，视野无缺损，颈软，心、肺、腹体检无明显异常，四肢活动可，肌力、肌张力正常，生理反射存在，病理反射未引出。

实验室或影像学检查：

血常规、尿常规、肾功能电解质、凝血常规、输血全套、心电图和胸片检查未见异常。

DSA（图2-1）：右侧大脑中分叉部动脉瘤。

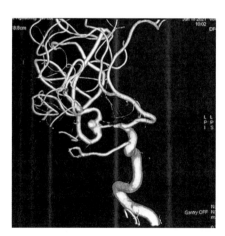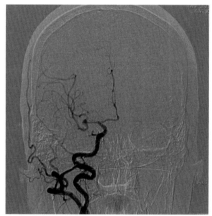

图2-1 头部DSA检查

临床诊断：右侧大脑中动脉瘤。

诊疗经过

手术经过：

患者全身麻醉仰卧位，头左偏45°轻微下垂。取右侧翼点入路，分层切开皮肤、皮下组织和颞肌，保护面神经额支脂肪垫，悬吊形成皮瓣和肌瓣。关键孔钻孔后铣刀游离骨瓣开颅。弧形剪开硬膜，充分解剖外侧裂和视交叉池，分离粘连蛛网膜，释放脑脊液。沿同侧颈内动脉探查同侧大脑中动脉 M1 段、M2 段及分叉部，探查可见动脉瘤位于大脑中动脉分叉部，宽颈，瘤体局部菲薄，仔细分离动脉瘤瘤颈后，动脉瘤夹夹闭瘤颈，探查见动脉瘤夹闭完全，未见穿支血管损伤，载瘤动脉通畅无狭窄，搏动良好。充分止血，严密缝合硬膜。留置硬膜外引流管，还纳骨瓣后分层缝合肌肉、皮肤。

术后康复情况：

术后患者神志清楚，头痛、肢体麻木消失，双侧瞳孔等大等圆，对光反射存在。四肢活动正常，视力正常。

术中影像（图 2 - 2）：

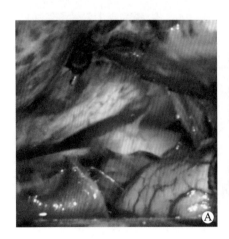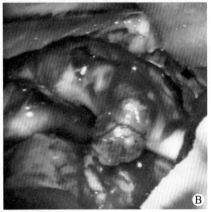

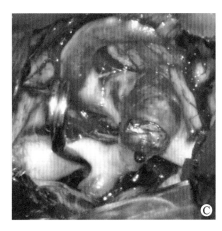
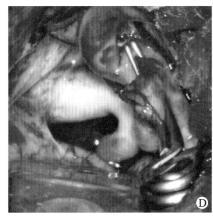

A：解剖颈内动脉池；B：分离暴露动脉瘤；C：临时阻断颈内动脉；D：752动脉瘤夹夹闭动脉瘤。

图2-2 术中影像

患者术后第1天复查头部CT提示颅脑术后改变，术区右侧额颞部硬膜下少许积液积血。大脑前动脉、大脑后动脉及左侧大脑中动脉起始、分支走行正常（图2-3）。

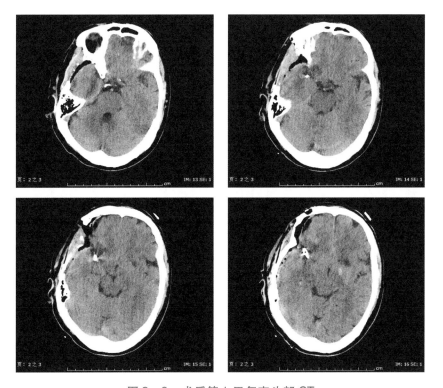

图2-3 术后第1天复查头部CT

术后出院前头部 CTA 检查提示动脉瘤夹闭满意（图2-4）。

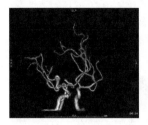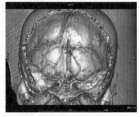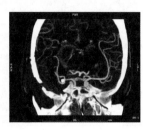

图2-4　术后头部 CTA 检查

病例2

病历摘要

一般情况：患者男性，47岁。

主诉：头痛头晕1年。

现病史：患者1年前无明显诱因出现头痛，锐痛，搏动样疼痛，阵发性，伴头晕，无恶心呕吐，至当地医院就诊，头部 CT 提示脑梗死，口服改善微循环的药物治疗，患者症状未见改善，进一步行头部 DSA 检查显示左侧大脑中动脉瘤，为求进一步诊治来我院就诊，门诊以"左侧大脑中动脉瘤"收入院。自起病以来，患者精神、食欲、睡眠尚可，大小便正常，体力、体重无明显改变。

既往史：否认高血压、糖尿病、心脏病等其他内科病史，否认乙肝、结核等传染病及家族遗传病史，否认外伤史、输血史，否认药物及食物过敏史。

入院查体：T 36.5 ℃，P 70 次/分，R 15 次/分，BP 120/78 mmHg，神清，全身皮肤巩膜未见明显黄染，浅表淋巴结未及肿大，双侧瞳孔等大等圆，直径约 2.5 mm，对光反射存在，视野无缺损，颈软，心、肺、腹体检无明显异常，四肢活动可，肌力、肌张力正常，生理反射存在，病理反射未引出。

实验室或影像学检查：

血常规、尿常规、肾功能电解质、凝血常规、输血全套、心电图和胸片检查未见异常。

术前 CT 检查见图 2-5。

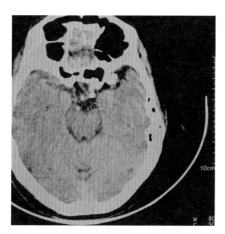
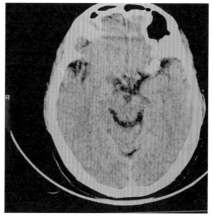

图 2-5 术前 CT 检查

DSA：左侧大脑中分叉部动脉瘤（图 2-6）。

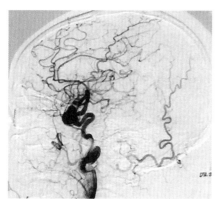
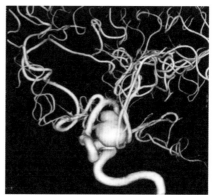

图 2-6 术前 DSA 检查

诊疗经过

手术经过：

左侧翼点入路，弧形剪开硬膜，充分解剖外侧裂和视交叉池，分离粘连蛛网膜，释放脑脊液。探查可见动脉瘤位于大脑中动脉分叉部，瘤体不规则，仔细分离动脉瘤瘤颈后，多个动脉瘤夹予以塑形并夹闭，探查见动脉瘤夹闭完全，穿支血管通畅，载瘤动脉通畅无狭窄，搏动良好。常规关颅。

术中影像（图2-7）：

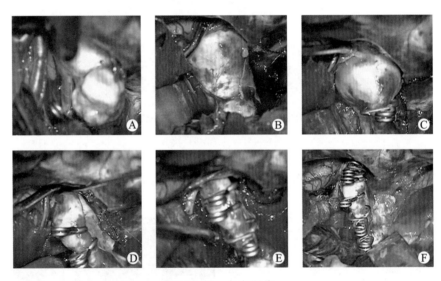

图2-7　术中影像

术后CT见图2-8。

术后CTA见图2-9。

术后康复情况：

术后患者神志清楚，头痛头晕消失，双侧瞳孔等大等圆，对光反射存在。四肢活动正常，视力基本同术前。患者于术后常规拆线出院。

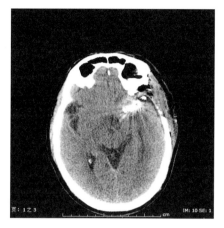

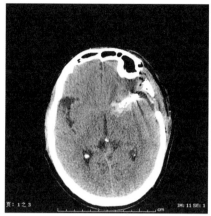

图 2 - 8 术后 CT

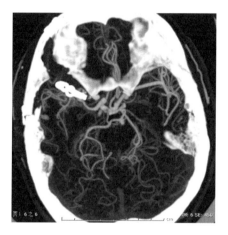

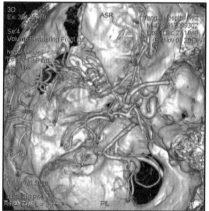

图 2 - 9 术后 CTA

讨论与分析

病例特点:

这两例患者是未破裂大脑中分叉部动脉瘤手术治疗病例。两例患者均是在出现头痛后至门诊就诊,在检查过程中发现的动脉瘤。患者术前症状与动脉瘤关系不明确,属于择期手术。经和患者本人及其家属沟通后选择开颅手术夹闭。

手术技巧：

大脑中动脉瘤位置较为表浅，手术暴露并不复杂。特别是对形态不规则、瘤颈宽、巨大动脉瘤及动脉瘤破裂形成颅内血肿的患者可考虑选择显微手术治疗（病例 2 中就属于巨大不规则形态动脉瘤，术中予以塑形夹闭）。手术中清除血肿的同时，还可释放血性脑脊液，降低颅内压，术后效果明显。分叉部动脉瘤常常与分支血管和周围脑组织粘连，术中应广泛分离侧裂，获得清晰视野，保护重要穿支血管避免误夹。除了开颅夹闭术治疗此类动脉瘤外，对于复杂的大脑中动脉瘤（病例 2），还可采取以下几种治疗方式：①瘤颈塑形夹闭术；②动脉瘤缝合术，多运用在梭形动脉瘤或者瘤颈较宽的动脉瘤患者中，其瘤壁条件良好，未出现钙化或者动脉硬化现象；③动脉瘤切除载瘤动脉吻合术，适合难以夹闭的巨大动脉瘤；④动脉瘤孤立、切除或者颅内外动脉分流术。

疾病介绍

大脑中分叉部动脉瘤：

作为颅内动脉瘤的常见类型，大脑中动脉（middle cerebral artery，MCA）动脉瘤仅次于后交通动脉瘤和前交通动脉瘤，其发生率占颅内动脉瘤的 20% 左右。因血流动力学因素，大脑中动脉分叉部的动脉瘤又约占 MCA 动脉瘤的 80%。大多数 MCA 动脉瘤发生在大脑中动脉分叉部位，M1 段及远端相对少见。由于近半数 MCA 动脉瘤破裂后容易形成颅内血肿，血肿积聚在侧裂内，压迫脑组织，形成颅内高压，因此 MCA 动脉瘤的预后较其他部位的动脉瘤差，并且手术容易损伤起源于 M2 段的穿支血管，导致手术后出现神经功能障碍。由于患者临床表现、动脉瘤的特征等因素各不相同，因此制定正确的治疗策略是成功处理大脑中动脉瘤的关键。

手术适应证：①偶然发现的无症状未破裂或者有症状未破裂大脑中动脉动脉瘤（MCAA）；②对于 MCAA 破裂后病情较轻、Hunt-Hess 分级Ⅰ～Ⅲ级的患者，可在 3 d 内进行手术；③对于 MCAA 破裂后病情较重、Hunt-Hess 分级Ⅳ和Ⅴ级的患者，待病情稳定或有改善时进行手术；④MCAA 破裂后出现威胁生命的颅内血肿，应立即进行手术。

手术时机：一般认为对于低分级和不复杂的动脉瘤，尽可能早期手术。对于伴有脑内血肿的患者，即使为Ⅳ～Ⅴ级患者，急诊早期或者超早期行显微手术夹闭动脉瘤并清除血肿，对于改善预后效果较好。

手术要点：

（1）术前仔细评估 CTA 和 DSA 影像学资料，了解动脉瘤顶指向、M1 段的长度及分支血管的情况，对于术中避免动脉瘤破裂起到一定作用。

（2）动脉瘤显微分离与显露技术：初学者建议首先暴露载瘤动脉近端，有利于近端临时阻断，分离及夹闭动脉瘤颈时控制出血，同时可释放脑脊液减压，便于暴露动脉瘤。对有经验的医师可以在预估破口的基础上从侧裂中段直接分离进入 M1 分叉处。对于有脑内血肿的病例可以部分清除血肿，降低颅内压后再进一步分离侧裂。破口周边血肿建议初期不必强行清除，待动脉瘤夹闭后再行处理。

（3）临时血管阻断技术：近侧载瘤动脉控制是安全手术的保障，临时阻断动脉瘤夹一般尽可能靠近分叉部安放，防止误夹外侧豆纹动脉。临时血管阻断技术具有防止术中动脉瘤破裂大量出血、降低血管张力、便于轻柔牵拉载瘤动脉、反复调整动脉瘤夹位置等操作，有助于夹闭宽颈、大型或巨大型动脉瘤。对于显露瘤颈满意而 M1 段钙化明显病例，也可以选择无临时阻断下的直接夹闭。

（4）组合夹闭与载瘤动脉塑形技术：对于宽颈不规则形动脉瘤，用低功率双极电凝缩窄、塑形过宽的瘤颈，以适合上动脉瘤夹，必要时使用串联并排多瘤夹逐步塑形瘤颈夹闭（病例2）；对于大型或者巨大型动脉瘤合并瘤内血栓形成，瘤体较大，瘤颈一次性夹闭往往不能满意，此时可将瘤夹暂时放置在靠近瘤颈大致位置，切开动脉瘤壁并清除内膜及血栓，切除动脉瘤体解除占位效应，然后再调整瘤夹位置确切夹闭瘤颈；对于形状复杂的多叶形动脉瘤可采用瘤颈分步缩窄法；多瘤夹夹闭，有时单一瘤夹夹闭困难的，术前准备成角夹、平行夹、套圈夹和迷你夹等，术中根据情况多瘤夹组合夹闭瘤颈。

（5）动脉瘤术中破裂预防与应急处理技术：动脉瘤破裂时不要慌乱，在载瘤动脉近段阻断控制的情况下，出血速度大为降低，必要时在载瘤动脉远端临时阻断，同时立即予以吸引器抵住动脉瘤顶破口吸住，必要时再增加一个吸引器，快速吸除术野积血，一定要看清瘤颈处结构，千万不可慌乱中盲夹、电凝，以免损伤重要分支。脑棉片按压应该精准位于破口位置，避免出血涌向颅底内侧，造成急性脑膨出等严重后果。

治疗建议：

尽管介入技术的飞速发展，显微手术夹闭仍然是复杂大脑中动脉瘤治疗的重要方式，尤其适用于破裂动脉瘤合并颅内血肿的患者。对于大脑中动脉瘤在完全夹闭瘤体基础上保证载流动脉和分支的通畅是手术成功的关键。对于部分病例为了保障患者的神经功能可以不必过分追求瘤颈塑形的完美性。

笔记

参考文献

［1］肖绍文，罗昱，张超元，等. 破裂大脑中动脉瘤的显微手术治疗. 中华神经外科杂志，2010，26(6)：517 - 519.

［2］罗纯真. 大脑中动脉瘤诊疗的研究进展. 临床合理用药杂志，2021，14(12)：169 - 171.

［3］胡孟庆，刘方军，钱海，等. 显微缝合技术在治疗大脑中动脉分叉动脉瘤中的应用. 临床神经外科杂志，2019，16(3)：223 - 227.

［4］张永力，刘方军，孙玉明，等. 大脑中动脉远端梭形动脉瘤的临床特点及手术治疗. 中华外科杂志，2010，48(23)：1833 - 1834.

［5］张力，王汉东，潘云曦，等. 大脑中动脉瘤显微手术夹闭治疗的效果分析. 中国脑血管病杂志，2019，16(2)：66 - 71.

［6］郭致飞，赵兵，江涛，等. 大脑中动脉分叉部动脉瘤的显微手术治疗分析. 中华显微外科杂志，2017，40(3)：300 - 302.

［7］CONNOLLY E S JR, RABINSTEIN A A, CARHUAPOMA J R, et al. Guidelines for the management of aneurysmal subarachnoid hemorrhage：a guideline for healthcare professionals from the American Heart Association/american Stroke Association. Stroke, 2012, 43(6)：1711 - 1737.

【万学焱　张华楸　王胜】

笔记

第3章
手术治疗颈内动脉床突段动脉瘤

病例 1

病历摘要

一般情况：患者女性，48 岁。

主诉：发作性头晕 1 周。

现病史：患者于 1 周前无明显诱因出现头晕，呈阵发性发作，每次持续数秒，与体位浮动改变有关，晨起较严重，下午缓解。无视物旋转，无恶心呕吐，无意识障碍及肢体麻木无力。当地医院给予输液治疗 3 天，具体不详。患者觉症状缓解不明显，遂来我院就诊。门诊以"头晕待查"收入院。起病以来，患者精神、饮食一般，睡眠可，大小便正常，体力下降，体重无明显变化。

既往史：无类似发作史。14 年前曾行结扎手术。对双黄连过敏。否认高血压、糖尿病、心脏病等病史。无吸烟、酗酒史。

入院查体：T 36.5 ℃，P 80 次/分，BP 120/64 mmHg，神清语利，双侧瞳孔等大等圆，对光反射灵敏，眼球活动可，无眼震，右侧鼻唇沟变浅，伸舌偏右，颈软，右上肢肌力Ⅴ⁻级，其余肢体肌力可，四肢肌张力可，双侧腱反射对称，病理征阴性，指鼻试验阴性，跟膝胫试验阴性，闭目难立征阴性。

实验室或影像学检查：

血常规、尿常规、肾功能电解质、凝血常规、输血全套、心电图和胸片检查未见异常。

双侧上肢动脉彩超：双侧肱动脉及其分支走行规则，管壁光滑，管腔无扩张或狭窄，内未见异常回声。

颈动脉（双侧）彩超检查诊断：右侧锁骨下动脉粥样斑块形成。

彩超—心脏＋心功能＋室壁运动分析：未见明显异常。

头颅 TCD：正常范围 TCD。

MRI 平扫＋DWI（图 3 - 1）：右侧额叶及左侧岛叶小斑片状缺血灶；右侧脑室后角内囊肿可能；双侧筛窦、上颌窦及左侧额窦炎。

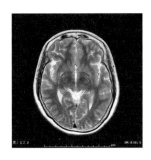 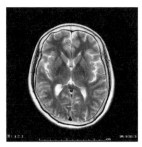 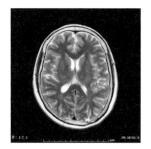

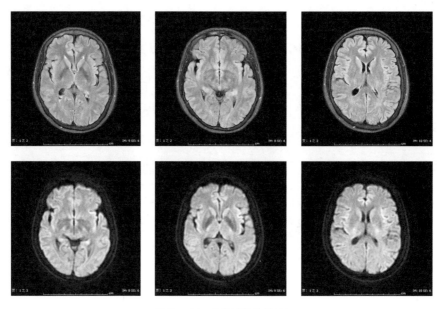

图 3-1 头部 MRI 检查

头部和颈部 CTA 血管成像（图 3-2）提示右侧颈内动脉（internal carotid artery，ICA）C6 段动脉瘤；左侧胚胎型大脑后动脉；右侧椎动脉 V4 段较对侧纤细。

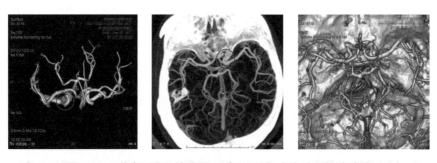

图 3-2 头部 CTA 检查提示右侧颈内动脉 C6 段动脉瘤

DSA（图 3-3）：①颈内动脉系统示双侧颈内动脉 C1 段不光滑；右侧颈动脉造影＋右侧颈动脉 3D 成像提示右侧颈内动脉 C6 段动脉瘤。②椎基底动脉系统提示未见明显异常。③弓上血管造影提示未见明显异常。④肾动脉造影提示未见明显异常。

临床诊断：右侧颈内动脉床突旁动脉瘤。

笔记

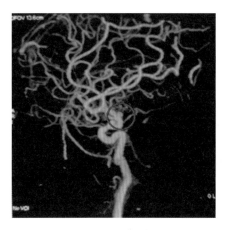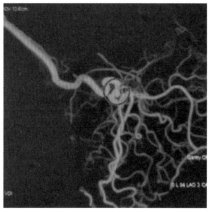

图3-3 脑血管DSA检查提示右侧颈内动脉C6段动脉瘤，
直径约4 mm，考虑动脉瘤可能

诊疗经过

手术经过：

患者全身麻醉仰卧位，头左偏30度轻微下垂。取右侧眶上外侧入路，分层切开皮肤、皮下组织和颞肌，保护面神经额支脂肪垫，悬吊形成皮瓣和肌瓣。关键孔钻孔后铣刀游离骨瓣开颅。额窦部分开放，采用骨蜡和筋膜封堵。硬膜外磨除蝶骨嵴、前床突和视神经管上外侧壁。弧形剪开硬膜，充分解剖外侧裂和视交叉池，分离粘连蛛网膜，释放脑脊液。打开颈内动脉外环后在其前下方探查见动脉瘤。动脉瘤体呈圆形，瘤壁菲薄，进一步解剖动脉瘤周边硬膜粘连，暴露瘤颈。取752动脉瘤夹一次性夹闭动脉瘤，取肌浆包裹加固动脉瘤。术中荧光造影证实动脉瘤完全夹闭，瘤体不显影，载瘤动脉通畅无狭窄。充分止血，严密缝合硬膜。留置硬膜外引流管，还纳骨瓣后分层缝合肌肉、皮肤。

术后康复情况：

术后患者神志清楚，言语流利，双侧瞳孔等大等圆，对光反射存在。四肢活动正常，视力基本同术前。患者于术后常规拆线出院。

术中影像（图3-4）：

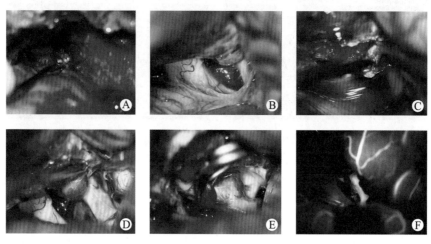

A：磨除蝶骨嵴、前床突、视神经管上壁；B：解剖第2间隙，分离粘连蛛网膜；C：剪开颈内动脉外环；D：分离暴露动脉瘤；E：752动脉瘤夹夹闭动脉瘤；F：术中荧光造影提示动脉瘤夹闭完全。

图3-4　术中影像

术后第1天复查头部CT提示颅内动脉瘤夹闭术后，右侧额骨部分缺失，术区可见金属伪影。颅内积气。右侧额颞部硬膜下可见积气及少许出血，两侧脑室对称，形态、大小在正常范围（图3-5）。

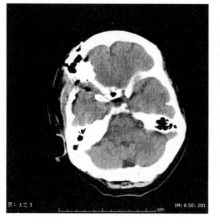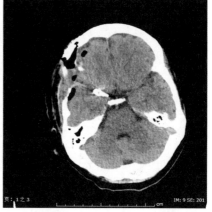

图3-5　术后复查头部CT

出院前头部 CTA 检查提示动脉瘤夹闭满意（图 3 – 6）。

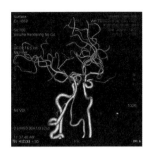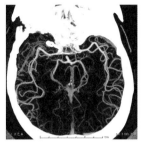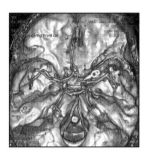

图 3 – 6　术后头部 CTA 检查

病例 2

📋 病历摘要

一般情况：患者男性，49 岁。

主诉：突发头痛 1 天。

现病史：患者昨晚无明显诱因晕倒，3 分钟后恢复意识。四肢活动正常，诉颈部疼痛，后逐渐加重，至当地医院就诊，头部 CT 提示蛛网膜下腔出血，为求进一步诊治，遂来我院就诊，门诊以"蛛网膜下腔出血"收入我科。起病以来，患者精神、饮食一般，平素睡眠可，大小便正常，体力下降，体重无明显变化。

既往史：无类似发作史。否认高血压、糖尿病、心脏病等病史。无吸烟、酗酒史。

入院查体：T 36.8 ℃，P 80 次/分，R 20 次/分，BP 125/85 mmHg，神清语利，双侧瞳孔等大等圆，对光反射灵敏，眼球活动可，无眼震，双侧额纹对称，伸舌居中，双侧鼻唇沟对称，四肢肌力、肌张力正常，双侧腱反射对称，双侧巴氏征阳性，颈项强直，脑膜刺激征阳性，感觉检查阴性，共济试验阴性。

实验室或影像学检查：

血常规、尿常规、肾功能电解质、凝血常规、输血全套、心电图和胸片检查未见异常。

术前头部 CT 见图 3-7。

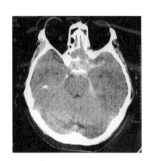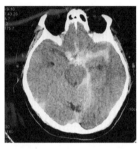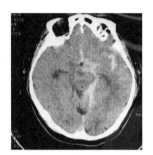

图 3-7　术前头部 CT

术前 DSA 检查见图 3-8。

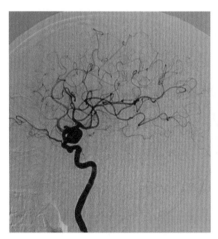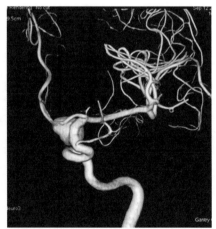

图 3-8　术前 DSA 检查

临床诊断：左侧颈内动脉床突旁动脉瘤。

诊疗经过

手术经过：

（1）先显露颈部，在胸锁乳突肌前方直切口。分层分离至颈动脉鞘。暴露颈总动脉及其分叉部。采用止血带牵引颈内动脉，用于术中临时阻断。

（2）左侧翼点入路开颅。暴露动脉瘤。动脉瘤体形状不规则，瘤体较大，充分暴露动脉瘤后予以多个动脉瘤夹夹闭塑形。

术中荧光造影证实动脉瘤完全夹闭，瘤体不显影，载瘤动脉通畅无狭窄。常规关颅。

术中影像（图3-9）：

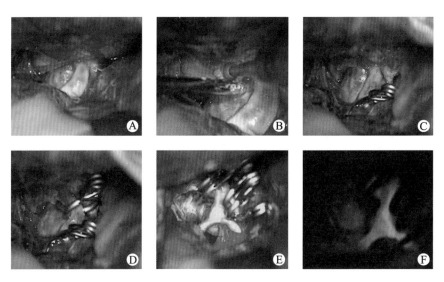

A：牵拉额叶，解剖动脉瘤；B：磨除前床突；C：临时阻断颈内动脉；D：夹闭动脉瘤；E：动脉瘤塑形；F：术中荧光造影提示动脉瘤夹闭完全。

图3-9　术中影像

术后CT见图3-10。

术后CTA提示动脉瘤夹闭满意，患者术后恢复良好（图3-11）。

笔记

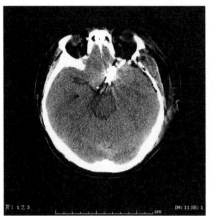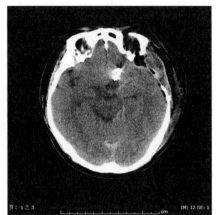

图 3 - 10　术后 CT

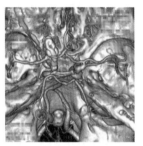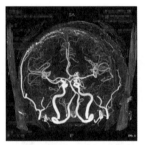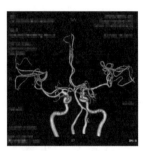

图 3 - 11　术后 CTA

术后康复情况：

术后患者神志清楚，言语流利，双侧瞳孔等大等圆，对光反射存在。四肢活动正常，视力基本同术前。患者术后康复出院。

讨论与分析

病例特点：

这是 2 例典型床突旁动脉瘤手术治疗病例。病例 1 在出现发作性眩晕后至神经内科就诊，在检查过程中发现动脉瘤。患者术前症状与动脉瘤关系不明确，属于择期手术。病例 2 术前动脉瘤破裂出血，有明显头痛头晕，综合考虑各种因素和患者协商，选择开颅手术夹闭。

手术技巧：

颈内动脉床突上段是颅内动脉瘤的好发部位，多数动脉瘤早期未曾破裂，发现时患者已经有局部压迫症状。对于颈内动脉床突上段动脉瘤位置深在，周围结构复杂，多数由于骨质和硬膜环影响暴露和夹闭难度较大。部分巨大动脉瘤考虑不能术中近端控制者可以选择开颅前暴露颈部或在复合手术间球囊辅助下临时阻断，对降低动脉瘤体张力、避免术中破裂具有重要意义。

手术者应该充分熟悉局部解剖结构，特别是颈内动脉、眼动脉、前床突、视神经等重要结构的关系。前床突的磨除可以选择硬膜外或硬膜下，根据手术者习惯选择。打开硬膜后充分释放脑脊液，减少额叶牵拉。充分磨除前床突、游离视神经、开放颈动脉环，充分显露动脉瘤颈的近端是手术成功的关键。

对每一例颈内动脉床突上段动脉瘤患者，均需要根据术前的影像学资料制定个体的治疗方案，包括手术入路选择、术中暴露范围、动脉瘤夹的放置等，特别是对可能出现的术中困难具有充分的准备，以保证患者的生命安全。必要时应准备无法夹闭后采用颅内外高流量搭桥技术孤立动脉瘤。

疾病介绍

未破裂动脉瘤破裂的危险因素：

近年来随着 CTA、MRA 等检测技术的普及，越来越多未破裂动脉瘤在临床上被报道。如何处置这类未破裂动脉瘤是临床上迫切需要解决的问题。研究显示，未破裂动脉瘤的年破裂率约为 1.4%。

其破裂影响因素与患者的种族、部位、动脉瘤的大小、位置、形态及动脉瘤生长等相关。

（1）动脉瘤大小：动脉瘤大小无疑是预测动脉瘤是否破裂的一个重要危险因素。ISUIA研究认为，动脉瘤直径超过7 mm后，随着动脉瘤直径的增加，破裂的可能性也相应增加：直径为7～12 mm的前循环动脉瘤的5年破裂率为2.6%；直径为13～24 mm的动脉瘤，5年破裂率则为14.5%；而直径＞25 mm的动脉瘤，5年破裂率为40%。Ishibasi等报道，未破裂的颈内动脉系统的动脉瘤总体年破裂率为1.4%，其中直径＜5 mm为0.8%；5～9 mm为1.2%；10～24 mm为7.1%；直径＞25 mm为43%。也有学者持相反的观点，认为临床上诊断的破裂动脉瘤的直径大多数＜7 mm。例如，已有报道的破裂颅内动脉瘤中直径＜10 mm者占87.9%，＜7 mm者占71.8%。Nahed等研究认为，直径≤7 mm的未破裂小动脉瘤更易破裂出血，更应积极地进行干预。

（2）动脉瘤形态：形态不规则也是颅内动脉瘤破裂的重要危险因素，尤其是动脉瘤存在子瘤或分叶，往往都预示着瘤壁有薄弱区域，是动脉瘤破裂的危险信号。子瘤的存在是动脉瘤破裂的重要因素，可作为动脉瘤破裂的预测因素。

（3）动脉瘤数量：动脉瘤直径＜10 mm的无症状动脉瘤年破裂率＜0.05%，而＜10 mm的多发动脉瘤年破裂率为0.5%。Ellamushi研究显示，多发动脉瘤可能促进了动脉瘤的发展及破裂。

动脉瘤生长：最近有多中心研究报道动脉瘤的生长是破裂的高危因素。Juvela等对87例患者的111个颅内动脉瘤进行随访研究发现，动脉瘤在破裂前的很短时间内有明显增大的趋势，生长均超1 mm，而未破裂动脉瘤则生长缓慢。因此，动脉瘤生长速度越快其破裂风险越高。

治疗建议：

未破裂颅内动脉瘤的治疗是有争议的。一般认为未破裂的颅内动脉瘤是否应该积极治疗应当依据患者的年龄、症状的严重性和进展性及供选的治疗方案，在充分告知患者利弊的情况下进行个体化的选择。无症状老年患者的动脉瘤适合观察随访。有症状的、硬膜内的所有大小的动脉瘤则应考虑限期进行治疗。对既往无蛛网膜下腔出血、偶发、小的（<7 mm）动脉瘤等具有明显较低出血风险的患者要随访观察，而此类群体中较年轻的患者应当尽早接受特定的治疗。目前越来越多床突旁动脉瘤采用介入治疗。但对于经济条件有限，动脉瘤较大且复杂的患者，可采取手术夹闭。对于未破裂的、未治疗的颅内动脉瘤患者，我们建议采用 CTA 或 MRA 每年检查一次。如果动脉瘤在临床和影像上均稳定，则每 2～5 年复查一次。新发的小动脉瘤在 6 个月时复查影像，如果没有变化，则延长随访间隔。

颈内动脉床突段动脉瘤的手术治疗：

颈内动脉床突段是颅内动脉瘤的好发部位，占颅内动脉瘤（包括眼动脉瘤、后交通动脉瘤）的 31.5%。对于颈内动脉床突段小型、中型动脉瘤，一般可采用眶外侧入路夹闭。据文献报道，眼动脉段动脉瘤多为中型以上，且宽颈者较多，动脉瘤颈被前床突遮挡，部分位于海绵窦内，颅内有时无法阻断动脉瘤近端载瘤动脉来控制出血，因此需要显露颈段颈内动脉，并磨除前床突和视神经管上壁，切开颈内动脉硬脑膜环，才能完全显露动脉瘤颈，为动脉瘤夹的安放创造空间。如不切开颈部，也可在复合手术室手术，术中将球囊导管置入颈内动脉，需要时临时阻断颈内动脉。

对于大型和巨大型动脉瘤，手术治疗则较为复杂，部分动脉瘤往往难以通过单纯夹闭或塑形夹闭动脉瘤，因此术前需完善以下评估：①详细评估颅内血管血流动力学。颅内外颈内动脉的走行和分支情况，Willis 环的发育，前、后交通动脉通畅情况及对侧血管对患侧颈内动脉系统的代偿情况；必要时行 Matas 试验，以提高脑组织对颈内动脉阻断导致缺血的耐受能力，促进前交通及后交通动脉开放。②评估供体血管。包括供体血管（大隐静脉、桡动脉、颞浅动脉等）的管径、长度及其功能是否能满足搭桥的需要。此外，根据术前的评估，制定详细的手术方案和备用方案，尤其对大型或巨大型动脉瘤术中不能直接夹闭或采取动脉瘤塑形的方式治愈者（无明显瘤颈，并有瘤内血栓，动脉瘤壁很厚甚至完全钙化，或有明显的动脉硬化斑块，或为梭形、夹层动脉瘤），需要采取动脉瘤孤立＋颅内外血管搭桥术予以治疗，因此准备不同的手术方案以便术中能轻松应对，做到游刃有余。

参考文献

[1] 张永力, 石祥恩, 孙玉明, 等. 颈内动脉床突上段动脉瘤的手术及疗效分析. 中国医师进修杂志, 2010, 33(23): 14 – 18.

[2] 张海波, 万杰清, 王勇, 等. 床突上段动脉瘤的治疗体会. 中华神经外科杂志, 2010, 26(5): 433 – 435.

[3] ISHIBASHI T, MURAYAMA Y, URASHIMA M, et al. Unruptured intracranial aneurysms: incidence of rupture and risk factors. Stroke, 2009, 40(1): 313 – 316.

[4] 周小兵, 赵业禹, 桂勇平, 等. 颅内未破裂动脉瘤随访期间发生破裂的临床观察. 中华神经外科杂志, 2017, 33(8): 815 – 818.

[5] INTERNATIONAL STUDY OF UNRUPTURED INTRACRANIAL ANEURYSMS INVESTIGATORS. Unruptured intracranial aneurysms—risk of rupture and risks of surgical intervention. N Engl J Med, 1998, 339(24): 1725 – 1733.

[6] NAHED B V, DILUNA M L, MORGAN T, et al. Hypertension, age, and location predict rupture of small intracranial aneurysms. Neurosurgery, 2005, 57(4):

676 - 683；discussion 676 - 683.

［7］ UCAS JAPAN INVESTIGATORS, MORITA A, KIRINO T, et al. The natural course of unruptured cerebral aneurysms in a Japanese cohort. N Engl J Med, 2012, 366(26)：2474 - 2482.

［8］ ELLAMUSHI H E, GRIEVE J P, JAGER H R, et al. Risk factors for the formation of multiple intracranial aneurysms. J Neurosurg, 2001, 94(5)：728 - 732.

［9］ BACKES D, RINKEL G J E, GREVING J P, et al. ELAPSS score for prediction of risk of growth of unruptured intracranial aneurysms. Neurology, 2017, 88(17)：1600 - 1606.

［10］ JUVELA S, POUSSA K, PORRAS M. Factors affecting formation and growth of intracranial aneurysms：a long-term follow-up study. Stroke, 2001, 32(2)：485 - 491.

［11］ 魏社鹏, 赵继宗. 未破裂颅内动脉瘤的研究进展. 国际神经病学神经外科学杂志, 2017, 44(3)：311 - 315.

［12］ 薛德友, 梁冰, 陈旭义, 等. 未破裂颅内动脉瘤的研究进展. 武警后勤学院学报：医学版, 2019(12)：57 - 60.

［13］ 丰育功, 朱贤立. 颈内动脉床突上段的显微解剖及临床应用. 中华实验外科杂志, 1997, 14(2)：108 - 109.

【万学焱　张华楸　王胜】

第4章
手术治疗小脑后下动脉瘤

📋 病历摘要

一般情况：患者女性，67 岁。

主诉：突发头痛 5 小时。

既往史：高血压病史数年，最高达 180 mmHg，未规律服药；高脂血症病史 2 年。

入院查体：神志清楚，痛苦面容，颈项强直 4 指，生命体征平稳，双侧瞳孔等大等圆，直径约 2.5 mm，对光反射存在，四肢肌力肌张力正常，腱反射对称，生理反射存在，病理反射未引出。

影像学检查：

外院头部 CT：蛛网膜下腔出血（图 4-1）。Hunt-Hess 分级 Ⅱ级；改良 FISHER 分级 Ⅱ级。

笔记

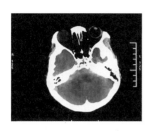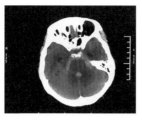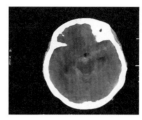

图 4 - 1　头部 CT 提示蛛网膜下腔出血

DSA 检查结果：右侧小脑后下动脉（posterior inferior cerebellar artery，PICA）起始部动脉瘤，动脉瘤与 PICA 关系密切。动脉瘤定位于寰枕交界区脊髓侧后方（图 4 - 2）。

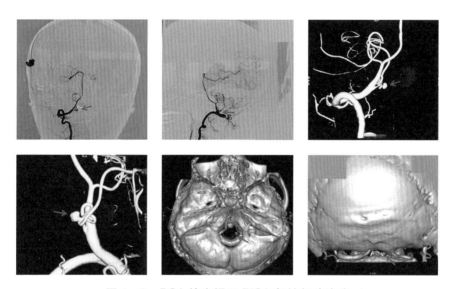

图 4 - 2　DSA 检查提示 PICA 起始部动脉瘤

临床诊断： PICA 起始部动脉瘤并蛛网膜下腔出血。

诊疗经过

（1）左侧卧位，远外侧入路，拐杖切口。

（2）将皮肤、皮下组织、枕下浅层肌肉向外侧和下方翻转固定。显露深部肌群，可见由上斜肌、下斜肌和头后大直肌围成的

"枕下三角"，椎动脉（vertebral artery，VA）藏匿于此，周围伴有静脉丛和脂肪组织包裹（图4-3）。

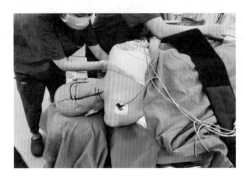
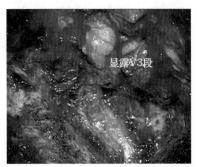

图4-3　手术体位和椎动脉 V3 段显露

（3）磨除枕骨暴露乙状窦后缘、横窦下缘、枕骨大孔的整个侧方区域直达枕骨髁，C1 半椎板切除直达关节突。

（4）弧形剪开硬膜，上方达乙状窦拐角，下方达寰椎硬膜处，可见血性脑脊液，打开枕大池，进一步释放脑脊液，降低颅内压。剪开蛛网膜，可见 PICA 动脉袢环，解剖周围蛛网膜及与后组颅神经的粘连。

（5）解剖动脉袢环，探查 PICA 走行、动脉瘤方向和瘤颈位置，动脉瘤位于 PICA 起始部远端，指向外下方。

（6）临时阻断 PICA 近端，第一次尝试夹闭动脉瘤。术中荧光提示 PICA 近端不显影（图4-4）。

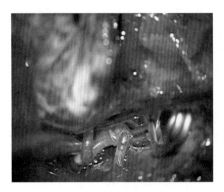
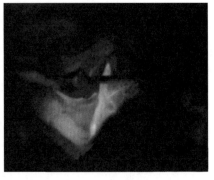

图4-4　第一次夹闭，术中荧光提示 PICA 近端不显影

（7）再次临时阻断，调整动脉瘤夹走行，夹闭动脉瘤，再次荧光造影提示动脉瘤夹闭完全，PICA 显影正常。彻底止血，常规关颅（图 4 -5）。

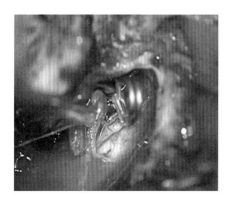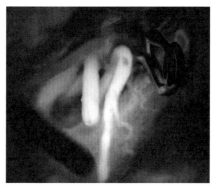

图 4 -5　第二次夹闭，术中荧光提示 PICA 显影正常，
动脉瘤不显影

（8）术后复查头部 CT 及 CTA 提示未见明显梗死及出血，动脉瘤夹闭完全（图 4 -6）。

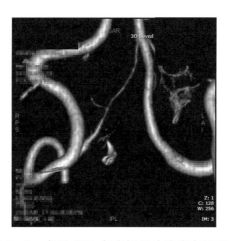

图 4 -6　术后 CTA 复查提示动脉瘤夹闭完全

讨论与分析

（1）背景

PICA 通常起始于 VA 入颅的近端，桥小脑角的下方，靠近颈静

笔记

脉结节水平。其外侧表面有副神经的脊髓根覆盖，内侧被舌下神经的根丝缠绕。稍远处舌咽神经和迷走神经的根丝毗邻 PICA 和 VA 表面，这些神经被蛛网膜鞘包裹进入颈静脉孔。

小脑后下动脉动脉瘤发生率在后循环系统中排名第二，也是桥小脑角区最常见的血管性疾病（功能性疾病除外）。这些动脉瘤可以起源于 PICA 起始处近端或远端的椎动脉，但多见于起始部，瘤颈常包括一小段 PICA 起始部，为手术治疗中的难点。对于未破裂的动脉瘤，如果条件允许，一般选择介入治疗。对于一些复杂情况，也可选择开颅夹闭手术。

（2）近端和远端控制

椎动脉颅内段的近端非常靠外侧，充分解剖其表面的蛛网膜，通常都能观察到它的走行，可选择颅内段或者颅外段进行近端控制。

远端控制相对困难得多，源于 VA-PICA 动脉瘤发生于载瘤动脉向内弯曲走行的部位，这段载瘤动脉常常贴近颅底，表面被覆小脑绒球及第 9～第 12 颅神经，手术医生常常很难观察显露，有 3 种解决方案可供选择。

① 从桥小脑角侧方置入持夹钳，后者下方为第 9、第 10、第 11 颅神经复合体，上方为第 7、第 8 颅神经复合体，随后调整施夹角度，找到并临时阻断椎动脉远端。

② 经桥小脑角尾端，从第 9、第 10、第 11 颅神经复合体下方，将持夹钳置入椎动脉远端，这一步依赖于骨窗暴露范围是否足够。

③ 处理大型或巨大型动脉瘤时，还可以用一个较长的跨血管动脉瘤夹，来进行远端阻断。椎动脉近端置于跨血管夹开窗内，夹叶片越过载瘤动脉，临时阻断椎动脉的远端。

（3）动脉瘤的解剖和夹闭

大多数这个部位的动脉瘤需要进行广泛的瘤颈解剖，因为瘤颈本身往往累及 PICA 动脉起始部。瘤颈解剖建议在椎动脉近端临时阻断情况下进行。如果动脉瘤较大，或者压迫脑干方向需要游离出来，预先完全孤立动脉瘤更加可取。需要椎动脉近端、远端和 PICA 远端 3 枚临时夹夹闭。考虑到椎动脉远端走行方向，确保动脉瘤夹夹闭平面与椎动脉远端平行，以免不慎造成椎动脉误夹。当 PICA 起始段无法从动脉瘤颈上充分游离，应用跨血管动脉瘤将 PICA 放置于开窗中，调整瘤夹方向和位置，保证 PICA 通畅，平行椎动脉远端夹闭动脉瘤。

（4）搭桥手术

对于必须牺牲 PICA 的情况，可行的血管搭桥重建。

① 枕动脉—PICA 搭桥手术，在行切皮前就预先计划好，通过"拐杖"切口，将枕动脉进入帽状腱膜处离断，连同枕下肌群一同从颅骨上剥离并向下牵开，再将枕动脉从其周围软组织中游离出来。一般采用端侧吻合进行血运重建，最后牺牲 PICA 处理动脉瘤。

② PICA-PICA 侧侧吻合，通常将位于枕大池内的双侧 PICA 扁桃体段进行侧侧吻合。对于侧卧位手术，存在一定难度，同时需增加枕骨大孔区中线部位的暴露。

也有文献报道将离断的 PICA 近端重新吻合于椎动脉近端，但这需要长时间阻断 PICA，术后致残率高，手术风险大。

参考文献

［1］邢晓锋，施铭岗，佟小光. 血流重建方法治疗复杂小脑后下动脉近端动脉瘤. 中华神经外科杂志，2019，35（3）：293 - 297.

［2］石祥恩，吴斌，张永力，等. 血管搭桥治疗颅内复杂性动脉瘤（附 39 例报告）. 中华神经外科杂志，2010，26（5）：405 - 408.

［3］王云彦，李学恩，李刚，等. 小脑后下动脉远端动脉瘤的临床治疗. 中华神经外科杂志，2011，27（12）：1202 - 1204.

[4] PETR O, SEJKOROVÁ A, BRADÁČ O, et al. Safety and efficacy of treatment strategies for posterior inferior cerebellar artery aneurysms: a systematic review and meta-analysis. Acta Neurochir (Wien), 2016, 158(12): 2415 – 2428.

[5] KALANI M Y, RAMEY W, ALBUQUERQUE F C, et al. Revascularization and aneurysm surgery: techniques, indications, and outcomes in the endovascular era. Neurosurgery, 2014, 74(5): 482 – 497.

[6] LEWIS S B, CHANG D J, PEACE D A, et al. Distal posterior inferior cerebellar artery aneurysms: clinical features and management. J Neurosurg, 2002, 97(4): 756 – 766.

[7] YANG Z, WANG X, SONG J, et al. Occipital artery-posterior inferior cerebellar artery bypass combined with aneurysm trapping for a recurrent ruptured vertebral artery-posterior inferior cerebellar artery aneurysm: two-dimensional operative video. World Neurosurg, 2021, 157: 91.

[8] RODRíGUEZ-HERNáNDEZ A, ZADOR Z, RODRíGUEZ-MENA R, et al. Distal aneurysms of intracranial arteries: application of numerical nomenclature, predilection for cerebellar arteries, and results of surgical management. World Neurosurg, 2013, 80(1/2): 103 – 112.

[9] SPETZLER R F, MCDOUGALL C G, ZABRAMSKI J M, et al. The barrow ruptured aneurysm trial: 6-year results. J Neurosurg, 2015, 123(3): 609 – 617.

【淦超　张华楸　王胜】

第 5 章
高流量搭桥治疗颅内巨大动脉瘤

病历摘要

一般情况：患者女性，57 岁。

主诉：发作性头晕头胀 3 个月。

现病史：患者于 3 个月前无明显诱因出现头晕，偶感头部胀痛，未予以特殊处理。在当地医院行头颅 CTA 检查，提示颅内巨大动脉瘤，未行特殊治疗，患者为求进一步治疗就诊于我院门诊，门诊以颅内动脉瘤收治入院。起病来，患者精神、食欲、睡眠可，大小便正常，乏力，体重无明显变化。

既往史：高血压病史，未正规服药治疗。否认糖尿病、冠心病、传染病及家族遗传病史，否认服用精神类药物史。无明确药物及食物过敏史。

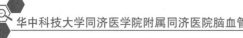

入院查体：T 36.3 ℃，P 75 次/分，BP 150/85 mmHg，神清语利，双侧瞳孔等大等圆，直径约 3 mm，对光反射灵敏，心、肺、腹未及明显异常，生理反射存在，病理征未引出，四肢肌力及肌张力正常。

实验室或影像学检查：

血常规、尿常规、肝肾功能电解质、凝血常规、输血全套、心电图和胸片检查未见异常。

头部 CTA 检查（图 5 - 1）提示左侧颈内动脉床突段巨大动脉瘤。

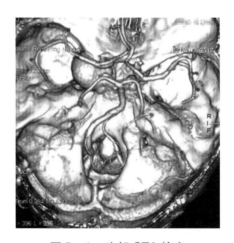

图 5 - 1　头部 CTA 检查

脑血管 DSA 检查（图 5 - 2）提示左侧颈内动脉 C5 段巨大动脉瘤。

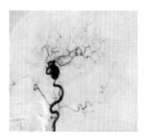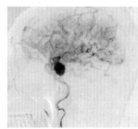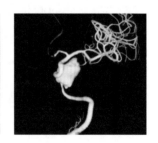

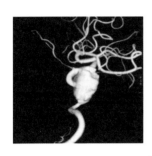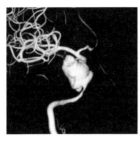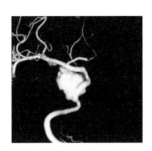

图5-2　脑血管DSA检查

临床诊断：左侧颈内动脉床突段巨大动脉瘤。

诊疗经过

手术经过：

患者全身麻醉仰卧位，头右偏30度。先取左颈部斜切口，切开皮下颈阔肌，显露左侧胸锁乳突肌及颈动脉鞘，分离颈总动脉及颈内、颈外动脉备用。取左侧前臂皮肤切口，沿左侧桡动脉走行方向，切取长约18 cm桡动脉作为高流量搭桥的桥血管备用。经左侧常规翼点入路，分层切开皮肤、皮下组织和颞肌，形成皮瓣和肌瓣。颅骨钻孔后铣刀游离骨瓣开颅。弧形剪开硬膜，充分解剖外侧裂和视交叉池颈，分离粘连蛛网膜，释放脑脊液。打开颈内动脉外环后在其前下方探查见动脉瘤，动脉瘤巨大，部分血栓形成，部分瘤体位于海绵窦。遂行颈外动脉—桡动脉—大脑中动脉M2段搭桥：做一皮下隧道，将桡动脉一侧位于颈外动脉处，另一侧经耳前皮下潜行进入颅内。先做桡动脉—大脑中动脉颞干M2端侧吻合，同时监测术中电生理功能。颅内段吻合成功后，夹闭桥血管颅内端，再行颈外动脉—桡动脉端侧吻合。缝合完毕，术中荧光造影显示搭桥血管通畅，充分止血，严密缝合硬膜。留置硬膜外引流管，还纳骨瓣后分层缝合肌肉、皮肤。

术后康复情况：

术后患者神志清楚，言语流利，双侧瞳孔等大等圆，对光反射存在。四肢活动正常，视力基本同术前。患者于术后二期行颅内动脉瘤栓塞 + 左颈内动脉闭塞术。

术中影像（图5-3～图5-7）：

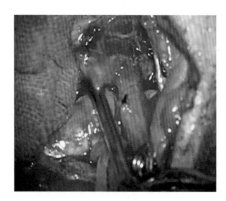

图5-3　颈部切口，颈外动脉—桡动脉端侧吻合

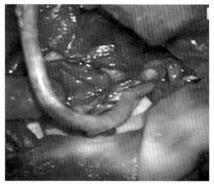

图5-4　颅内大脑中动脉M2段—桡动脉端侧吻合，吻合血管通畅

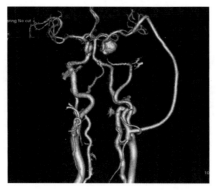

图5-5　术后复查CTA提示高流量搭桥血管通畅（颈外动脉—桡动脉—大脑中动脉）

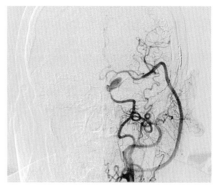

图5-6　术后3个月复查脑血管DSA提示搭桥血管通畅，动脉瘤瘤内血栓形成

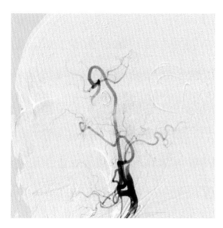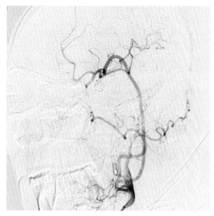

图5-7 患者二期行颅内动脉瘤部分栓塞+左颈内动脉闭塞术，
栓塞后动脉瘤不再显影，搭桥血管通畅

讨论与分析

病例特点：

这是1例颅内巨大床突旁动脉瘤手术治疗病例。随着神经介入技术和材料的不断进步，越来越多的颅内巨大动脉瘤采用神经介入治疗，但是颅内外高流量搭桥+动脉瘤孤立术仍是外科手术解决这类困难动脉瘤的重要方法之一。

手术技巧：

巨大动脉瘤多表现为颅内占位效应、脑出血或脑缺血，因此手术目的在于解除动脉瘤对周围重要结构的压迫、防止出血并保证脑血流灌注需要。对于无症状性巨大动脉瘤，其自然史及预后情况尚缺乏足够的了解。巨大动脉瘤的手术难度较普通动脉瘤明显增加，手术效果亦不及普通动脉瘤；另外巨大动脉瘤如不手术治疗，一旦出现症状，其危害要远大于普通动脉瘤。因此，对于这类患者是否采取手术治疗应基于患者身体状况、手术条件及术者的经验等权衡利弊，并综合考虑选择治疗方案。

巨大动脉瘤的显微外科治疗方法包括直接动脉瘤夹闭手术、单纯结扎载瘤动脉近端、颅内外血管搭桥并载瘤动脉结扎或动脉瘤孤立术等。动脉瘤直接手术包括动脉瘤夹闭＋切除、孤立、包裹及载瘤动脉塑形等方法，是迄今为止外科治疗中治疗效果确定的方法。巨大动脉瘤间接手术包括单纯结扎载瘤动脉近端或颅内外血管吻合加结扎术，若患者系高龄且一般状况很差而无法耐受直接手术，可考虑施行载瘤动脉近端结扎，如一侧颈动脉或椎动脉，但之前必须行全脑血管造影并对侧支循环及代偿情况做充分的评估，了解是否能够耐受正常血管的阻断，避免严重脑梗死发生。

疾病介绍

颅内巨大动脉瘤是指最大直径大于 2.5 cm 的动脉瘤，占所有颅内动脉瘤的 3%~5% 。其好发部位是颈内动脉—眼动脉、颈内动脉—后交通动脉、颈内动脉海绵窦段、大脑中动脉主干、基底动脉和前交通动脉等处。颅内巨大动脉瘤有以下临床特点：①常以占位效应为首发症状，而较少以蛛网膜下腔出血为首发症状，出血少的原因可能是瘤内形成血栓，加固了瘤壁，使之不易破裂；②瘤腔内常有血栓形成，血栓易脱落而造成远隔部位缺血；③颅内巨大动脉瘤腔内常有血栓形成，脑血管造影有可能显示不出动脉瘤的真实形态。动脉瘤有时不显影而出现假阴性，尤其是在伴有脑血管痉挛的情况下。

CT 检查可明确蛛网膜下腔出血，合并的脑内血肿、脑积水及周围水肿。CT 检查还可以显示巨大动脉瘤有无血栓的不同表现：①无血栓动脉瘤：平扫为稍高密度，均一圆形强化；②部分血栓化动脉瘤：平扫密度不均一，可伴有环形钙化或瘤内钙化灶，一般情况瘤周无低密度或水肿，但有时因占位效应可出现明显的水肿；③完全血栓化动脉瘤：因血栓形成的时间不同而表现不同。近期血栓呈高密度。陈旧性血栓呈低密度，周围无水肿，可与脑肿瘤相鉴别。CTA 对了解血管解剖及其与颅底结构的关系非常有价值。

DSA 对动脉瘤的明确诊断有重要意义，它可以完整了解动脉瘤的形状、部位、大小、与周围血管的关系，还可以了解动脉瘤颈的宽窄与载瘤动脉的关系及各血管之间的侧支循环情况，对选择手术方案有重要指导意义，DSA 血管三维重建可立体显示动脉瘤、载瘤动脉、邻近血管分支及其之间的相互关系。

MRI 检查的优点在于其可对动脉瘤所在部位及与周围结构的关系提供重要信息，在 MRI 成像上，动脉瘤内腔呈低信号流空现象，而瘤内血栓一般呈高信号，但因血栓形成时间的长短不同而存在差异。

巨大动脉瘤的手术与普通动脉瘤不同，需要更充分的显露和更大的手术空间，在显露过程中以广泛分离脑底池和尽早显露载瘤动脉和动脉瘤颈为原则，不必强行分离瘤体和瘤顶，尤其是曾经破裂出血的部位。动脉瘤显露后，结合影像学检查，对解剖结构要有准确的认识，如果动脉瘤内尤其瘤颈部含有血栓或硬化斑块，可能无法夹闭或动脉瘤夹滑动，勉强夹闭会造成载瘤动脉狭窄或闭塞。因此必要时需要切开动脉瘤去除血栓后，重新塑形夹闭。

（1）载瘤动脉临时阻断：载瘤动脉临时阻断技术对于处理大型或巨大型动脉瘤及其他复杂动脉瘤必不可少，它越来越多地被神经血管外科医生所采用。其主要用于：①巨大动脉瘤切开或穿刺前；②在动脉瘤周围进行解剖时，为防止不可控制的破裂出血，可将载瘤动脉临时阻断；③有些动脉瘤无法夹闭，需行颅内外动脉搭桥或直接吻合者。载瘤动脉临时阻断的方法主要有颈部分离颈内动脉临时阻断和颅内段载瘤动脉临时阻断,前者多用于颈内动脉—眼动脉段、颈内动脉—海绵窦段等无法在颅内进行临时阻断的巨大动脉瘤,此法需先做颈部切口,游离出颈内动脉;后者常用于大脑中动脉、前交通动脉、颈内动脉—后交通动脉等处的巨大动脉瘤。

(2) 动脉瘤瘤内减压:为了显露瘤颈,了解动脉瘤与载瘤动脉、分支血管及周围重要结构的关系,必须缩小动脉瘤的体积。对于薄壁无血栓的动脉瘤,载瘤动脉阻断后可直接穿刺瘤体抽吸,或穿刺载瘤动脉逆行抽吸,可使动脉瘤塌陷,然后分离瘤颈周围的正常血管,特别是细小的穿通支,暴露充分后实施夹闭。对于瘤内有血栓形成或粥样硬化斑块的巨大动脉瘤,单纯抽吸不能使其塌陷,需切开清除血栓或斑块后重新塑形夹闭。

(3) 动脉瘤塑形:有些宽颈、形状不规则的巨大动脉瘤,运用跨血管异形动脉瘤夹组合夹闭可达到隔离动脉瘤的目的,同时保持载瘤动脉及分支的通畅。对于瘤颈很宽的动脉瘤,一个动脉瘤夹难以完全夹闭瘤颈,可采用多个跨血管异形动脉瘤夹平行于载瘤动脉夹闭动脉瘤,在相邻动脉瘤夹叶片之间需有部分重叠以防止夹闭不全。有些巨大动脉瘤,尤其有穿支动脉自瘤壁发出者,此时应根据具体情况灵活处理,必要时可利用跨血管异形动脉瘤夹垂直于载瘤动脉加固夹闭动脉瘤并避开穿支动脉。另外有些半梭形动脉瘤,载瘤动脉已成为动脉瘤的一部分,此时可运用跨血管异形动脉瘤夹重新塑造载瘤动脉,重塑血管应与动脉主干方向一致,以保证血流通畅。

(4) 颅内外血管重建:有些梭形动脉瘤或蛇形动脉瘤或巨大动脉瘤因技术及解剖的原因,无法对载瘤动脉重新塑形者,需采用颅内外血管重建技术孤立动脉瘤。以往多采用闭塞载瘤动脉或包裹术,近年来则很少单独使用。载瘤动脉重建加孤立或切除动脉瘤是目前所提倡的处理方法，包括：①动脉瘤切除，载瘤动脉端端吻合；②巨大颈内动脉瘤孤立术，做大脑中动脉—大隐静脉高流量搭桥，同时结扎患侧颈内动脉近端；③对于其他部分无法夹闭或塑形的巨大动脉瘤，如大脑中动脉瘤，可行动脉瘤孤立，大脑中动脉—颞浅动脉搭桥术。

参考文献

[1] PIA H W, ZIERSKI J. Giant cerebral aneurysms. Neurosurg Rev, 1982, 5(4): 117 - 148.

[2] LAWTON M T, SPETZLER R F. Surgical strategies for giant intracranial aneurysms. Acta Neurochir Suppl, 1999, 72: 141 - 156.

[3] CHOI I S, DAVID C. Giant intracranial aneurysms: development, clinical presentation and treatment. Eur J Radiol, 2003, 46(3): 178 - 194.

[4] LONJON M, PENNES F, SEDAT J, et al. Epidemiology, genetic, natural history and clinical presentation of giant cerebral aneurysms. Neurochirurgie, 2015, 61(6): 361 - 365.

[5] LUZZI S, GALLIENI M, DEL MAESTRO M, et al. Giant and Very Large Intracranial Aneurysms: Surgical Strategies and Special Issues. Acta Neurochir Suppl, 2018, 129: 25 - 31.

[6] AGARWAL H, CHUGH C, SINGH S, et al. Neurosurgical image: giant pituitary adenoma and multiple aneurysms. Br J Neurosurg, 2019, 33(3): 312 - 314.

[7] CHALOUHI N, THAKKAR V, TJOUMAKARIS S, et al. Microsurgical clipping of large and giant cerebral aneurysms: a single-center contemporary experience. J Clin Neurosci, 2014, 21(8): 1424 - 1427.

[8] CHEONG J Y, DAY J. Calcified giant intracranial aneurysms. ANZ J Surg, 2010, 80(1/2): 104 - 105.

【王胜　张华楸　淦超】

第6章
脑动静脉畸形的手术切除

病例1 左顶枕叶动静脉畸形

病历摘要

一般情况：患者男性，46岁。

主诉：发作性眩晕1月余。

现病史：患者1个月前无明显诱因出现反复发作性头晕，伴视物旋转及恶心呕吐，行走活动困难，视力下降。无头痛、发热，无肢体抽搐，无偏瘫及步态不稳。当地医院就诊行颅脑CT检查示左枕叶占位，动静脉畸形可能？为进一步诊治来我院就诊，门诊以"脑血管畸形"收入院。发病以来，患者精神、饮食尚可，大小便正常，体力、体重无明显变化。

既往史：患者否认高血压、糖尿病、心脏病等慢性内科病史，否认乙肝、结核等传染病史，无外伤及手术史，无药物、食物过敏史。

入院查体：生命体征正常，外科系统查体无明显异常。神经系统：神志清楚，对答切题。双侧瞳孔等大等圆，直径约 3.0 mm，对光反射灵敏，双侧眼球各向运动可，无眼震。眼底检查：双眼视力粗测正常，视野无缺损。双侧鼻唇沟对称，口角无歪斜，伸舌居中。颈软。四肢肌力、肌张力正常。生理反射存在，病理反射未引出。

实验室或影像学检查：

血常规、尿常规、便常规、凝血全套、生化全套、传染病原检查正常。常规心电图及胸片检查正常。

头颅 MRI 检查：MRI 平扫示左侧顶枕叶 3.3 cm×2.5 cm 大小混杂信号，其内可见多发类圆形的流空低信号，周围可见多发血管影。增强后边缘不均匀强化，左侧 MCA 增粗，增粗迂曲静脉引流入上矢状窦（图 6－1）。脑实质检查未见明显异常。脑动脉血管 CT 成像（CTA）检查：左侧枕叶畸形血管团，左侧大脑中动脉供血，引流静脉汇入上矢状窦，考虑为动静脉畸形（图 6－2）。

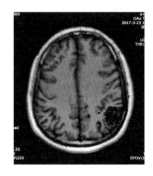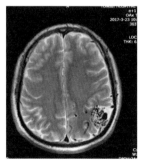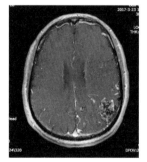

图 6－1　头部 MRI

临床诊断：左顶枕叶脑动静脉畸形（arteriovenous malformation，AVM），Spetzler-Martin 评分 4 分。

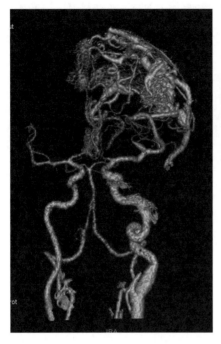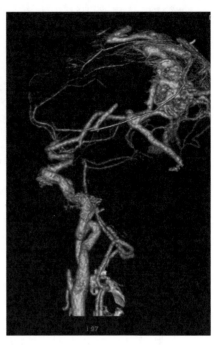

图 6-2 脑动脉 CTA

诊断依据： 中年男性，非急性起病，无明显颅内高压。颅脑MRI 检查可见流空及血管影，脑实质未见明显异常，CTA 可见畸形血管团及明确的供血动脉、引流静脉。

🏥 诊疗经过

完善术前检查，无明显手术禁忌后，在全身麻醉下行经顶、枕开颅脑动静脉畸形显微切除术。术中在神经电生理监测下，早期识别供血动脉，应用动脉瘤夹阻断畸形血管血供，整块分离病变，后完整切除畸形血管团，正常血管及脑组织得到完整保护（图 6-3）。手术过程及术毕体感诱发电位无变化（图 6-4）。术后患者恢复良好，无神经功能障碍。术后复查脑动脉 CTA 示畸形血管团完整切除，正常血管完整保留（图 6-5）。

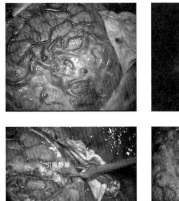
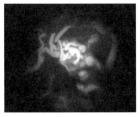
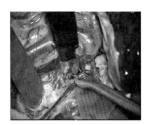
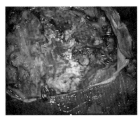

术中剪开硬脑膜可见畸形血管团，荧光显微镜下初步判断供血动脉和引流静脉位置，辨认供血动脉后给予阻断，辨认出引流静脉并在完整游离完畸形团后最后阻断，畸形血管团得到完整切除。

图6-3 术中影像

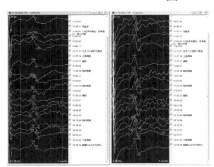
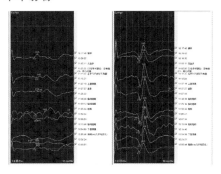

手术过程及术毕体感诱发电位无变化。

图6-4 手术全程电生理监测情况

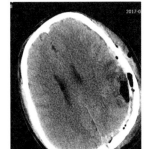
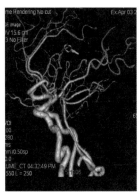
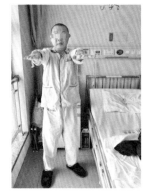

术腔无明显出血，CTA示畸形血管团完整切除，患者术后无神经功能障碍。

图6-5 复查颅脑CT

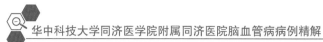
病例 2 右顶叶动静脉畸形

病历摘要

一般情况：患者男性，30 岁。

主诉：突发头痛伴左下肢乏力 3 小时。

现病史：患者 3 小时前无明显诱因突发剧烈头痛，伴左下肢无力，行走困难，不伴恶心呕吐，无发热、抽搐，无头晕视物旋转等不适。于当地医院就诊，行颅脑 CT 检查示：右顶叶血肿，出血原因待查。为求进一步治疗遂至我院，急诊以"脑出血，血管畸形？"收入院。发病以来，患者精神差，大小便正常，体力下降，体重无明显变化。

既往史：患者否认糖尿病、高血压病、血液系统疾病等慢性内科病史，否认乙肝、结核等传染病史，无外伤及手术史，无药物、食物过敏史。

入院查体：生命体征正常，心、肺、腹部及其他常规外科查体无异常。神经系统：神志清楚，对答清晰。双侧瞳孔等大等圆，直径约 3.0 mm，对光反射灵敏，双侧眼球活动正常，视盘无水肿，双眼视力粗测正常，视野无缺损。双侧鼻唇沟对称，口角无歪斜，伸舌居中。颈软。左下肢肌力Ⅲ级，余肢体肌力、肌张力正常。生理反射存在，病理反射未引出。

实验室或影像学检查：

血常规、尿常规、便常规、凝血全套、生化全套、传染病原检查正常。常规心肺检查正常。

颅脑 CT 平扫示：右顶叶血肿。头颅 MRI 平扫示右顶叶混杂信

笔记

号，其内可见多发类圆形的流空低信号，增强后边缘不均匀强化（图6-6）。脑实质检查未见明显异常。脑动脉CTA及DSA检查示右顶叶畸形血管团，右侧大脑中动脉及大脑前动脉供血，引流静脉汇入上矢状窦，考虑为动静脉畸形（图6-7）。

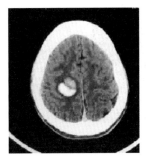
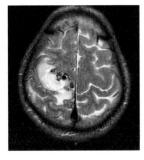
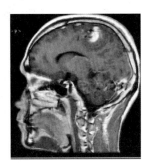

图6-6　头部CT平扫及MRI平扫

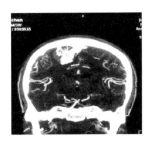
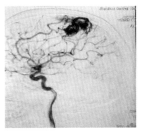
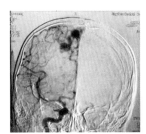

图6-7　脑动脉CTA检查及DSA检查

临床诊断： 右顶叶脑动静脉畸形，Spetzler-Martin评分4分。

诊断依据： 中年男性，急性起病，一侧肢体肌力下降，CT示顶叶局限血肿，颅脑MRI检查可见流空及血管影，脑实质未见明显异常，CTA可见畸形血管团及明确的供血动脉、引流静脉。

📋 诊疗经过

完善术前检查，无明显手术禁忌后，在全身麻醉下行经顶枕开颅脑动静脉畸形显微切除术。术中在神经电生理监测下，早期识别供血动脉，予以电凝切断，后完整切除畸形血管团，正常血管及脑组织得到完整保护。术后复查脑动脉 CTA 示畸形血管团完整切除，正常血管完整保留。术后患者恢复良好，肌力恢复正常（图 6-8）。

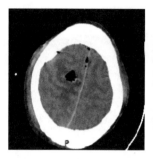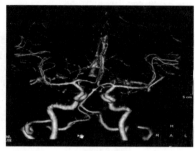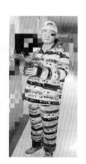

图 6-8　术后复查 CT 及 CTA 示完整切除畸形血管团，
患者左下肢肌力恢复至正常

疾病介绍

流行病学：AVM 是神经外科常见的血管性疾病，是一种胚胎时期脑血管发育异常所形成的一种严重威胁患者生命的先天性血管畸形，占所有脑血管畸形的 90% 以上。人群发病率为 0.35% ~ 4%，年龄高峰为 20 ~ 39 岁，平均年龄为 25 岁，60 岁以上者不足 5%。本病可发生于脑的任何部位，90% 以上位于幕上，以额、颞、顶叶多见，1% 位于丘脑、脑干。

病理与病理生理机制：AVM 由三部分组成，即供血动脉、畸形血管团及引流静脉，随着时间延长，其可形成特殊的血管构筑。由于动脉与静脉间的异常沟通，缺乏正常的循环途径，引起一系列血流动力学紊乱和病理生理过程，主要有脑出血、盗血现象、过度灌注及颅内压增高等，从而引起一系列临床症状和体征，严重时甚至可威胁患者生命。

分级方法：AVM 的分级方法多采用 Spetzler-Martin 等制定的方法，将其分为以下 6 级：①血管畸形的大小：小（＜3 cm）记 1分，中（3～6 cm）记 2 分，大（＞6 cm）记 3 分；②邻近脑功能区：非功能区记 0 分，功能区记 1 分；③引流静脉：浅记 0 分，深记 1 分。记级方法：级别＝血管畸形大小＋功能区＋引流静脉，总分最低者为 1 分，最高者为 5 分；位于脑干、下丘脑不能手术切除者为 6 级。

临床表现：脑 AVM 破裂出血是常见的首发表现，占自发性脑出血的 44%～47%，也是青年人自发性脑内血肿或 SAH 的常见病因之一。主要表现为突发剧烈头痛，伴恶心呕吐，严重时可引起不同程度的意识障碍，亦可出现颈项强直等脑膜刺激征表现。出血部位的频率由多至少依次为脑实质、蛛网膜下腔和脑室，出血的高峰年龄为 20～40 岁，年出血发生率为 2.3%～3.7%；癫痫是另一常见症状，尤以额、顶、颞叶 AVM 多见，常表现为大发作或局灶性发作；功能区 AVM 由于盗血或出血可引起进行性神经功能障碍，主要表现为运动或感觉障碍。

辅助检查：CT 检查是脑 AVM 的初步诊断方法，尤其对急性出血和钙化敏感，CTA 可显示畸形血管团，具有无创、便捷等优势，目前已得到广泛应用。MRI 可显示 AVM 的大小和位置，有利于与肿瘤等疾病的鉴别诊断，在 T_1、T_2 像可见典型的"血管流空影"，有助于其诊断。DSA 作为诊断脑 AVM 的"金标准"，能清晰地显示各级血管及动态显示病灶的血流动力学特点，超选择性插管造影可更深入了解血管分隔构筑，3D 甚至 4D 技术可通过对采集的数据进行图像重建，对血管进行多角度旋转、切割以提供畸形血管全面三维形态，充分显示血管团内的动脉和静脉数量、瘤样扩张及血管间的异常短路，对各级血管及病灶的显示清晰度极高，不仅有利于AVM的准确诊断，同时可以为最佳治疗方案的选择提供依据，因此条件允许时均应完善该检查。

鉴别诊断：脑AVM需要与海绵状血管瘤、动脉瘤、高血压脑出血等疾病鉴别诊断，尤其在AVM急性出血期易被误诊。海绵状血管瘤患者临床症状较轻，多因病变反复少量出血引起头痛、癫痫发作症状，急性起病少见，典型MRI检查呈"桑葚状"或"爆米花征"，周围含铁血黄素沉积表现为低信号环，血管造影多为阴性；脑动脉瘤多见于中老年人，起病急，以蛛网膜下腔出血多见，脑血管检查可见典型的动脉瘤影；高血压脑出血多见于既往有高血压病史的中老年患者，出血多见于基底节区脑实质内，患者常有典型的偏瘫、偏身感觉障碍和偏盲的三偏征，患者症状多较重。

治疗方法：AVM的治疗目的包括闭塞或切除畸形血管团，恢复正常脑组织血流，保护正常神经功能，方法包括手术切除、血管内栓塞、放射治疗及联合治疗。显微手术切除是彻底治疗脑AVM的最好方法之一，不仅能阻断供应动脉，切除畸形血管团，解决盗血与出血，同时可治疗癫痫、顽固性头痛及恢复神经功能。因此对已有出血史、病灶较局限、手术易达到治疗目的而又不累及功能区的病例，应采取积极的手术治疗，以癫痫表现为主、顽固性头痛及进行性神经功能障碍也适于手术治疗。

显微手术治疗策略：术前条件允许时应充分评估，完善相关检查，全面了解畸形血管局部解剖学细节，选择合适的治疗方式及手术入路。开颅骨窗应足够大，将供血动脉、畸形血管团、引流静脉及血肿全部包括在术野（可选择术中B超协助确认），暴露病变后仔细辨别，首先找到供血动脉并阻断，可通过"试"夹判断供血动脉、引流静脉。非功能区血管畸形需沿畸形血管团周围的胶质层分离整块切除，而功能区血管畸形应紧贴血管畸形切除，术中应严格按照此界面分离，可最大限度地保留正常结构而不造成新的神经功能障碍。手术全程围绕畸形血管团均匀深入，避免在某一处打洞深入畸形血管团内部造成难以控制的大出血，术中发现次要引流静脉影响分离可先处理，重要引流静脉需待畸形血管团全部游离后处理。手术全程应在电生理监测下进行；术中荧光造影或复合手术间DSA检查可协助确认畸形血管有无完整切除；术后平稳苏醒控制血压，防止脑过度灌注。

参考文献

［1］周良辅. 现代神经外科学. 上海：复旦大学出版社，2001：866－872.

［2］王和功，郑华煜，杨慧东，等. 出血性动静脉畸形的显微外科治疗体会. 中华神经外科疾病研究杂志，2017，16（2）：163－164.

［3］黄延林，张俊卿，陈锷，等. 脑AVM的治疗时机和方法的选择. 中华神经外科杂志，2005，21（10）：616－619.

［4］GROSS B A，DU R. Natural history of cerebral arteriovenous malformations：a meta-analysis. J Neurosurgery，2013，118（2）：437－443.

［5］肖艳，吕发金. 脑动静脉畸形影像诊断新技术进展. 放射学实践，2016，31（5）：456－459.

［6］赵鹏来，马骏，刘宏毅. 脑动静脉畸形的研究进展. 中国临床神经外科杂志，2010，7（3）：164－166.

［7］NOVAKOVIC R L，LAZZARO M A，CASTONGUAY A C，et al. The diagnosis and management of brain arteriovenous malformations. Neurologic Clinics，2013，31（3）：749－763.

［8］KHAW A V，MOHR J P，SCIACCA R R，et al. Association of infratentorial brain

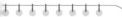

arteriovenous malformations with hemorrhage at initial presentation. Stroke, 2004, 35(3): 660 – 663.

[9] MORGAN M K, DAVIDSON A S, ASSAAD N N A, et al. Critical review of brain AVM surgery, surgical results and natural history in 2017. Acta Neurochir(Wien), 2017, 159(8): 1457 – 1478.

【王俊文　李朝曦　程立东　韩林　舒凯】

第 7 章
手术治疗枕骨大孔区
硬脑膜动静脉瘘

病历摘要

一般情况：患者男性，64 岁。

主诉：头颈部疼痛伴呕吐 1 周余。

现病史：患者 1 周前无明显诱因出现头颈部疼痛，主要表现为后颈部持续性胀痛，伴恶心呕吐，呕吐物为胃内容物。无头晕黑蒙，无言语不利，无肢体瘫痪，无心慌胸闷，无大小便失禁等。伴癫痫发作 1 次，表现为意识丧失，双眼上翻，四肢抽搐，约 10 分钟左右意识恢复，送至当地医院就诊。行头部 CT 提示"蛛网膜下腔出血"，收入神经科治疗，行 CTA 检查未见明显颅内动脉瘤，予以控制血压、止血、解痉、抗癫痫、护脑等对症治疗。症状好转后出院。现为求进一步诊治，遂至我院神经外科就诊，以"自发性蛛网膜下腔出血"收入院。

既往史：有高血压病史，口服降压药物血压控制在 130/80 mmHg。有心肌梗死病史，1 年前行冠脉支架植入术。有高脂血症、糖尿病病史。否认脑中风、脑外伤等病史。有吸烟史 45 年，平均 40 支/日。父母均因脑出血去世。

入院查体：体温 36.5 ℃，心率 84 次/分，血压 139/85 mmHg。神经系统查体：神志清楚，言语清晰。双侧瞳孔等大等圆，直径约 3.0 mm，双侧瞳孔直接及间接对光反射灵敏。无眼睑下垂，面纹对称，伸舌居中，余颅神经查体未见异常。四肢肌力 V 级，肢体肌张力正常。双侧指鼻试验，跟、膝、胫试验，闭目难立征均阴性。四肢腱反射活跃。双侧巴氏征阴性。颈项强直 2 指，脑膜刺激征阳性。

实验室或影像学检查：

血常规、尿常规、便常规、凝血全套、肝肾功能电解质、心肌酶谱、肌钙蛋白检查正常，空腹血糖 14.23 mmol/L↑，C-反应蛋白 1.8 mg/dL↑。

心电图：①窦性心率；②$V_1 \sim V_4$ 导联呈 QS 型或 QRS 型，ST 上抬 0.05 ~ 0.10 mV 伴 T 波倒置，提示前壁心肌梗死可能，建议心肌酶学检查。

心脏超声：左室饱满，主动脉瓣钙化，二尖瓣少许反流，左室舒张功能减低，EF 56%。腹部超声：脂肪肝。

头颈部 CT：①头颈动脉粥样硬化表现；②多发腔隙性脑梗死；③左侧上颌窦炎（图 7 − 1）。

头颈部 MRI 平扫＋增强：①脑内散在缺血型脱髓鞘，双侧基底核考虑扩大 VR 间隙；②轻微脑白质疏松，老年脑改变；③少许蛛网膜下腔出血；④鼻窦炎，双侧乳突炎；⑤延髓前缘稍杂乱小血管影，提示血管畸形（图7-2）。

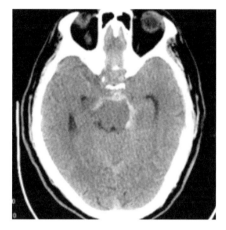 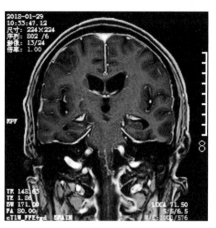

图7-1　头颈部CT示蛛网膜　　　图7-2　头颈部MRI平扫＋
下腔出血，以后循环为主　　　增强示延髓前缘迂曲血管影，
　　　　　　　　　　　起自左侧椎动脉，向上走行

脑血管DSA检查：枕骨大孔区硬脑膜动静脉瘘，左侧椎动脉入颅脑膜支供血，向上引流，脊髓前动脉显影不清晰（图7-3）。

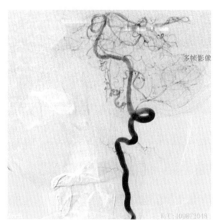 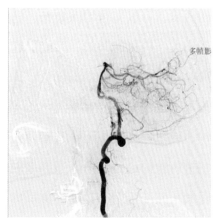

图7-3　脑血管DSA检查

枕骨大孔区硬脑膜动静脉瘘术中所见如图7-4所示。

临床诊断：枕骨大孔区硬脑膜动静脉瘘。

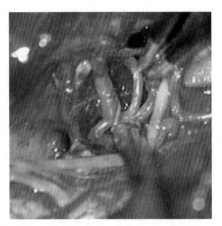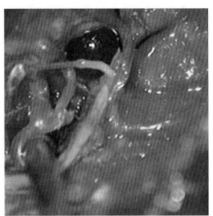

左图双极电凝头端下方显示瘘口；右图电凝切断瘘口后静脉端萎陷。

图 7-4　枕骨大孔区硬脑膜动静脉瘘术中所见

诊疗经过

患者诊断为枕骨大孔区动静脉瘘伴蛛网膜下腔出血，根据《中国蛛网膜下腔出血诊治指南 2019》，手术治疗有如下选择：①外科切除术，可以完全切除瘘口，消除出血风险并避免复发。缺点在于创伤大，康复时间长，可能引起神经功能缺损。②立体定向放射外科（stereotactic radiosurgery，SRS）治疗，SRS 主要是利用立体定向技术，对颅内靶点精确定位，将单次大剂量射线集中照射于靶组织，使之局灶性坏死。其治疗机制是促使血管内皮细胞增生，血管壁进行性向心性增厚，最终造成管腔闭塞。单独采用 SRS 再出血风险大。此外辐射引起的不良反应也应加以考虑。③血管内治疗，血管内治疗策略包括术前栓塞、完全性栓塞、SRS 治疗前栓塞、靶向栓塞和姑息性栓塞。

硬脑膜动静脉瘘（dural arteriovenous fistula，DAVF）介入治疗常用的栓塞材料包括固体栓塞材料（弹簧圈、球囊、聚乙烯醇粒子和线圈等）和液体栓塞剂（NBCA 胶和 Onyx 胶等）；常用的手术入路包括动脉入路和静脉入路。神经介入医师可根据治疗目的、血管解剖、材料特性及操作的熟悉程度等选择合适的手术入路和栓塞材料。对 DAVF 破裂所致 SAH 患者，应给予积极治疗（Ⅰ级推荐，C级证据）。破裂 DAVF 治疗应尽可能完全消除畸形血管团（Ⅰ级推荐，D 级证据）。对于中型、大型 DAVF，若不能单次完全消除，可考虑分次栓塞、靶向栓塞、姑息性栓塞。

该病例 DAVF 位于枕骨大孔处，靠近脑干，穿支和神经较多，在栓塞过程中栓塞材料容易造成穿支血管闭塞，因此选择显微外科手术。手术采用全身麻醉下右侧远外侧入路瘘口切除术，术中证实瘘口位于椎动脉穿硬膜处延髓腹外侧，诊断为硬脑膜动静脉瘘伴静脉瘤样扩张。在供血动脉近瘘口处电凝灼闭后剪断，引流静脉及静脉瘤萎缩塌陷（图 7-4）。术中荧光造影证实动静脉瘘口完全闭塞。术后患者恢复良好，稍伴有声音嘶哑。术后 3 个月后症状完全消失，DSA 显示动静脉瘘不显影。

除了病因治疗，还应密切监测呼吸、体温，积极进行血压管理和血糖监测，调节水电解质平衡。其他治疗还包括卧床休息、止痛、适当镇静、通便等。

脑血管痉挛和迟发性脑缺血（DCI）处理：①推荐使用尼莫地平以改善 SAH 的预后（Ⅰ级推荐，A 级证据），其他钙拮抗剂，无论是口服还是静脉注射，疗效均不确切。②建议维持体液平衡和正常循环血容量，以预防迟发性脑缺血（Ⅰ级推荐，B 级证据）。③可采用 TCD 技术检测血管痉挛的发生（Ⅱ级推荐，B 级证据）。④脑灌注成像有助于识别 DCI 的发生（Ⅱ级推荐，B 级证据）。

aSAH 相关性脑积水的管理：①对于 aSAH 伴发的急性症状性脑积水的患者可行脑脊液分流术（Ⅰ级推荐，B 级证据）。②应进行永久性脑脊液分流术来治疗 aSAH 导致的慢性症状性脑积水（Ⅰ级推荐，C 级证据）。

因本例患者发病时有癫痫发作，应酌情考虑抗癫痫的治疗。据报道，aSAH 后急性癫痫的发生率为 6%~26%。目前是否在 SAH 患者中预防性使用抗癫痫药物存在争议，抗癫痫药物的应用可能继发不同程度的药物不良反应，需权衡预防性用药可能的益处和潜在的风险。推荐意见：①对有明确癫痫发作的患者必须给予药物治疗，但不主张预防性使用抗癫痫药物（Ⅱ级推荐，B 级证据）。②不推荐常规长期使用抗癫痫药物（Ⅱ级推荐，B 级证据），但对于有迟发性癫痫危险因素的患者，若先前曾有癫痫、脑出血、脑梗死、大脑中动脉动脉瘤破裂等，可考虑长期使用抗癫痫药物（Ⅱ级推荐，B 级证据）。

讨论与分析

病例特点：

（1）老年男性，急性起病。

（2）以头痛呕吐、癫痫发作为主要临床表现。

（3）有冠心病、高血压、糖尿病、高脂血症病史，基础疾病多，长期吸烟史。

（4）体检示：神志清楚，言语清晰。双侧瞳孔等大等圆，直径约 3.0 mm，双侧瞳孔直接及间接对光反射灵敏。无眼睑下垂，颅神经查体未见异常。四肢肌力Ⅴ级，肢体肌张力正常。四肢腱反射活跃。双侧巴氏征阴性。颈项强直 2 指，脑膜刺激征阳性。

（5）CT 提示蛛网膜下腔出血，以后循环为主。

（6）脑血管 DSA 提示枕骨大孔区硬脑膜动静脉瘘，左侧椎动脉入颅脑膜支供血，向上引流。

诊疗思路：

枕骨大孔区硬脑膜动静脉瘘鉴别诊断：本例患者临床表现为自发性蛛网膜下腔出血，以后循环出血为主，起病急，症状明显，首先考虑脑血管病。在脑血管检查明确诊断前需鉴别后循环动脉瘤性蛛网膜下腔出血、中脑周围非动脉瘤性蛛网膜下腔出血等。通过6条血管全脑血管造影可以鉴别。

疾病介绍

DAVF：

DAVF 是动脉与静脉发生于硬脑膜上的异常沟通。供血动脉来自颈内动脉、颈外动脉或椎基底动脉的脑膜支，通过异常短路引流入相邻的静脉窦并可逆流至软脑膜静脉。可发生在硬脑膜的任何部位，最常见的发生部位为海绵窦区和横窦乙状窦区。DAVF 占所有脑血管畸形的 10%~15%。发病率：北美 0.15/100 000，欧洲 0.16/100 000，芬兰 0.51/100 000，日本 0.29/100 000。儿童病例发生于新生儿和婴儿，与先天性病因学说有关。在成年病例中女性多于男性，发病年龄段为 50~60 岁，晚于动静脉畸形，早于动脉瘤。后天性病因学说一般认为与静脉窦血栓形成有关，致病因素包括外伤、手术、感染、雌激素变化等。

DAVF 形成后，引起三方面病理变化：①静脉内压力增高，正常静脉回流障碍，组织缺氧，静脉反流导致组织淤血水肿；②静脉动脉化，使血管通透性改变；③动静脉梯度下降，导致组织灌注降低。这些病理生理过程最终导致神经功能障碍，甚至脑出血。

本病临床表现多样，与供血动脉的来源无关，而与瘘口的部位、瘘口血流量大小及静脉引流部位、大小、类型有关。主要的临床表现为头痛、搏动性耳鸣和颅内杂音，其他症状包括眼部症状、颅内压增高、神经功能障碍等，严重者可出现颅内出血。少数病例以癫痫、帕金森、三叉神经痛等起病。根据 AWAD 的总结，前颅窝底和小脑幕切迹处病变常有颅内出血；软脑膜静脉引流、静脉曲张、动脉瘤样静脉扩张和 Galen 静脉引流易发生出血或神经功能缺失。

Borden 分型：Ⅰ型：静脉直接引流入静脉窦或硬脑膜静脉。Ⅱ型：静脉引流入静脉窦伴有皮层静脉反流。Ⅲ型：直接向皮层静脉引流（完全逆向血流）。

Congnard 分型：Ⅰ型：静脉引流入静脉窦，血液为顺流。Ⅱ型：静脉引流入静脉窦，如血液为逆流，为Ⅱa型，血液逆流至皮层静脉为Ⅱb型，或两者同时存在为Ⅱa+b型。Ⅲ型：静脉直接引流入皮层静脉，无静脉扩张。Ⅳ型：静脉直接引流入皮层静脉伴静脉瘤样扩张。Ⅴ型：从颅内病变引流入脊髓的髓周静脉。

枕骨大孔区硬脑膜动静脉瘘：

枕骨大孔区硬脑膜动静脉瘘可出现多种临床表现，包括急性蛛网膜下腔出血、脊髓病、神经根痛、后组颅神经麻痹等，其中以蛛网膜下腔出血起病时与动脉瘤性蛛网膜下腔出血类似，表现为剧烈头痛、恶心呕吐、颈项强直等。动脉瘤性蛛网膜下腔出血多位于鞍上池，枕骨大孔区硬脑膜动静脉瘘出血可出现在基底池、桥前池、四脑室、延髓腹侧，甚至更低位的颈髓蛛网膜下腔，更像后循环动脉瘤破裂出血。如果 CTA 检查没有发现明确的动脉瘤或血管畸形，很容易误诊为中脑周围非动脉瘤性蛛网膜下腔出血。因此，为了明确诊断需要行双侧颈内动脉、颈外动脉、双侧椎动脉6条血管超选择性造影。有时甚至还要包括颈段脊髓血管，而且应以后循环的造

笔记

影为侧重点。

枕骨大孔区硬脑膜动静脉瘘虽然罕见，但从胚胎来源、血管构筑及病理机制等方面与脊髓其他部位瘘具有明显的一致性。病理过程都是动静脉的直接沟通导致回流静脉高压，脊髓水肿，进而出现相应的病理改变。临床表现为蛛网膜下腔出血的患者与 DAVF 向上引流和静脉瘤样扩张密切相关。

考虑到无症状 Borden Ⅰ型枕骨大孔区 DAVF 通常良性自然史，一般主张对这些病例进行临床观察。血管内治疗是症状性 BordenⅠ~Ⅱ型枕骨大孔区 DAVF 的主要治疗选择，常用的栓塞材料有可解脱弹簧圈、N-丁基氰基丙烯酸酯、乙烯—乙烯醇共聚物等。症状性 BordenⅠ型枕骨大孔区 DAVF 可进行经动脉或经静脉栓塞，对于Ⅱ型和Ⅲ型，考虑到经皮质静脉逆行栓塞的风险，经动脉栓塞作为首选。在供血动脉直接起源于椎动脉或存在滋养颅神经的穿支情况下选择经静脉途径栓塞是相对安全的。一些学者提倡使用放射治疗作为对栓塞无效或不能接受手术的 BordenⅠ型患者的姑息性替代方案。

手术干预的目的就是阻断动静脉的沟通，逆转静脉高压的过程。选择显微手术还是介入治疗，至今仍然存在争论，但鉴于该区域形成瘘的血管与正常支存在丰富的吻合，且供血支非常纤细，增加了栓塞的难度与复发率。因此绝大多数学者首选开颅探查加瘘口灼闭术，术后都能达到良好的预后。在非窦型 DAVF 的情况下，引流静脉必须暴露在它进入或离开硬脑膜的地方，然后电凝和切断。如果供血动脉接近瘘口，并且不提供重要的供血，可直接将其灼闭。对于窦型 DAVF，需要尽可能暴露受影响的窦全程和周围硬脑膜间隙，然后电凝硬脑膜边缘，甚至放置动脉瘤夹，这样既保持了窦的通畅，又消除了瘘口。切断瘘口后进行术中血管造影，如果有任何残留病变的迹象，则再次进一步电凝切断引流静脉，直到完全闭塞。

参考文献

［1］中华医学会神经病学分会，中华医学会神经病学分会脑血管病学组，中华医学会神经病学分会神经血管介入协作组. 中国蛛网膜下腔出血诊治指南2019. 中华神经科杂志，2019，52（12）：1006 – 1021.

［2］HIRAMATSU M，SUGIU K，ISHIGURO T，et al. Angioarchitecture of arteriovenous fistulas at the craniocervical junction：a multicenter cohort study of 54 patients. Journal of Neurosurgery，2018，128（6）：1839 – 1849.

［3］AVIV R I，SHAD A，TOMLINSON G，et al. Cervical dural arteriovenous fistulae manifesting as subarachnoid hemorrhage：report of two cases and literature review. American Journal of Neuroradiology，2004，25（5）：854 – 858.

［4］GUO L M，ZHOU H Y，XU J W，et al. Dural arteriovenous fistula at the foramen magnum presenting with subarachnoid hemorrhage：case reports and literature review. European Journal of Neurology，2010，17（5）：684 – 691.

［5］REINGES M H，THRON A，MULL M，et al. Dural arteriovenous fistulae at the foramen magnum. Journal of Neurology，2001，248（3）：197 – 203.

［6］SATO K，ENDO T，NIIZUMA K，et al. Concurrent dural and perimedullary arteriovenous fistulas at the craniocervical junction：case series with special reference to angioarchitecture. Journal of Neurosurgery，2013，118（2）：451 – 459.

【李俊　黄伟　王俊文　舒凯　游超】

第8章
单侧额底入路治疗前颅窝底硬脑膜动静脉瘘

病历摘要

一般情况：患者男性，49岁。

主诉：突发头痛10天。

现病史：患者于10天前无明显诱因突发头痛，以额部为主，持续性钝痛。伴头晕、恶心，无呕吐，意识清楚，无肢体无力、麻木、抽搐等症状，无大小便失禁。当地医院行头颅CT提示额叶出血，予以对症支持治疗，为求进一步诊治来我院就诊，以"脑出血"收治入院。起病以来，患者精神一般，食欲、睡眠可，大小便正常，体重无明显变化。

既往史：高血压病史5年，未规律用药，控制情况不详。否认糖尿病、冠心病、传染病及家族遗传病史，否认脑外伤、脑血管病病史，否认服用精神类药物史。无明确药物及食物过敏史。

入院查体： T 36.4 ℃，P 71 次/分，R 14 次/分，BP 132/71 mmHg，神志清楚，GCS 15 分，双侧瞳孔等大等圆，直径约 2.5 mm，对光反射稍迟钝，无复视及视野缺损，双侧听力减退，四肢肌力肌张力正常，腱反射等称，心、肺、腹未触及明显异常，生理反射存在，病理征未引出。

实验室或影像学检查：

血常规、尿常规、肝肾功能电解质、凝血常规、输血全套、心电图和胸片检查未见明显异常。

当地医院入院头部 CT 检查（图 8-1）提示左侧额叶出血，治疗 1 周后复查 CT（图 8-2）提示左侧额叶出血吸收期，出血周围水肿带。

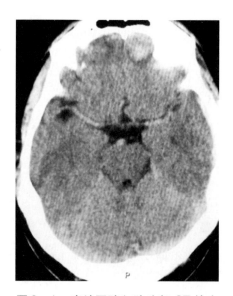

图 8-1　当地医院入院头部 CT 检查

入院后完善 MRI、MRA 及 DSA 检查。MRI 提示出血吸收期伴周围水肿带；MRA 提示血管畸形可能（图 8-3）。DSA 检查（图 8-4）提示左侧前颅窝硬脑膜底动静脉瘘，以眼动脉发出的筛动脉

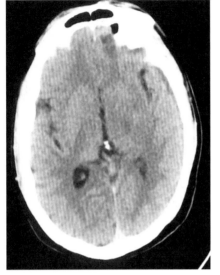
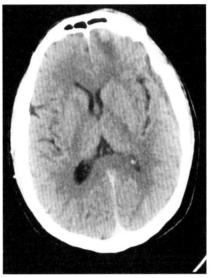

图 8-2　治疗 1 周后复查 CT

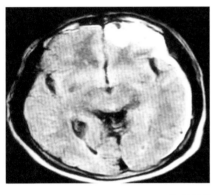
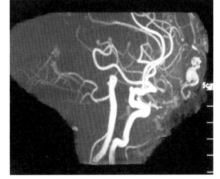
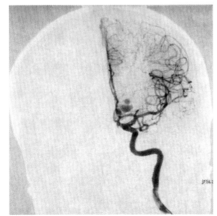
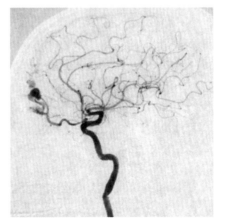

图 8-3　MRI 及 MRA 检查

笔记

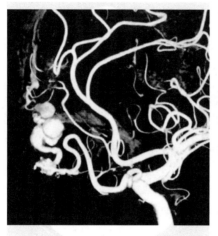
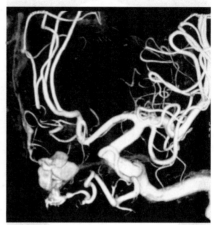

图 8 - 4　DSA 检查

供血为主，伴静脉湖形成，经额叶皮层静脉向上矢状窦引流，分型为 Borden Ⅲ 型。

诊疗经过

手术经过：

拟经左侧额底入路手术夹闭瘘口。取额部冠状皮肤切口，供血侧半冠状游离骨瓣开颅，骨窗平前颅窝底，充分暴露额底。电凝硬膜表面迂曲增粗的血管后，放射状剪开硬脑膜，可见额叶表面迂曲增粗静脉。脑压板牵开额叶脑组织，显露瘘口位于额底硬膜，经皮层静脉引流。动脉瘤夹夹闭并电凝切断瘘口（图 8 - 5），引流静脉及静脉湖立即塌陷。彻底止血后，严密缝合硬脑膜，骨蜡和筋膜严密封堵额窦开口，还纳骨瓣后分层缝合头皮。

术后康复情况：

患者神志清楚，言语流利，双侧瞳孔等大等圆，对光反射存在。四肢活动正常，视力正常，嗅觉无异常。术后常规拆线出院。

笔记

手术影像：

术后 DSA 复查提示异常血管消失（图 8 – 5）。

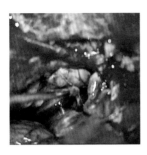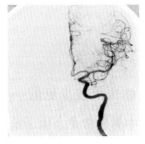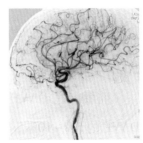

术中见额叶表面迂曲增粗静脉，脑压板牵开额叶，可见瘘口位于额底硬膜，经皮层静脉引流，电凝切断瘘口或动脉瘤夹夹闭瘘口。术后 DSA 复查提示瘘口切断，静脉湖消失，恢复正常引流。

图 8 – 5   术中影像及术后 DSA 复查

讨论与分析

病例特点：

这是 1 例典型前颅窝底硬脑膜动静脉瘘（dural arteriovenous fistula，DAVF）手术治疗病例。患者因出血导致头痛头晕就诊，在检查中发现硬脑膜动静脉瘘。动静脉瘘导致的静脉高压和异常血管出血是导致临床症状的主要原因。

手术技巧：

根据病变范围的大小，手术采用单侧或双侧额底—纵裂入路。术中应充分磨除颅底骨质，以增加对于瘘口的显露。术中对瘘口的辨认和定位是手术成功的关键，必要时可采用临时阻断和术中荧光帮助鉴别。术后注意开放额窦的封闭，以避免脑脊液鼻漏的发生。在打开硬膜过程中注意保护和硬膜粘连紧密的脑表面引流静脉。应该充分释放脑脊液，降低颅内压后再显露额底瘘口。不要过度牵拉脑组织造成不必要损伤。术中应完全离断瘘口及周围供血动脉，无须处理膨大的引流静脉和静脉瘤。

疾病介绍

前颅窝底 DAVF 是临床上较少见的一类颅内 DAVF，占颅内 DAVF 的 5%~10%，其中男性常见。由于前颅窝底 DAVF 主要经皮层静脉引流，其出血发生率达 70%~90%，远高于其他部位 DAVF。因导致的颅内出血起病急，病情重，严重威胁生命，及时正确的外科治疗可以获得满意的疗效。对合并巨大颅内血肿患者，经颅手术治疗不仅能准确地切断或夹闭瘘口，还能清除血肿，常被推荐进行。

DAVF 的病因尚不明确，多认为与遗传及外伤等相关。前颅窝底 DAVF 一般由眼动脉的分支筛前动脉、筛后动脉或大脑镰动脉等供血；且多为双侧。颈外系统的脑膜中动脉分支亦可参与供血。病变一般经额皮层静脉引流入上矢状窦；少数病例可经蝶顶窦、海绵窦引流。本中心曾报道了 9 例前颅窝底 DAVF，其中 8 例经上矢状窦回流，1 例经蝶顶窦回流。皮层引流静脉由于管壁较薄，血流动力学发生改变后，导致静脉长期处于高张状态，极易形成静脉瘤并破裂出血。本组病例中共 7 例发生出血，其脑出血发生率高达 77.8%。亦有观点认为：皮层静脉汇入静脉窦处容易产生涡流，导致血栓形成，加重局部狭窄，使近端引流静脉更迂曲，造成静脉瘤形成。静脉压力快速增加，容易发生颅内出血，本组病例中静脉瘤发生率高达 55.6%。因前颅窝底 DAVF 的高出血风险和良好的外科治疗预后，对发现病变的患者建议早期及时手术治疗。本中心病例中 6 例经外科手术治疗的患者均获得良好的预后，在 2 例保守治疗的患者中，1 例患者因脑出血死亡，1 例患者在随访期间症状逐渐加重，严重影响生活。

前颅窝底 DAVF 的治疗原则是完全闭塞瘘口，阻断异常的血流。血管内治疗可采用经动脉（眼动脉）或经静脉系统入路。经眼动脉入路需要避免栓塞剂反流导致视网膜中动脉、眼动脉其他小分支栓塞等并发症。近来也有学者报道经静脉入路栓塞前颅窝底 DAVF，并取得了满意的效果；但由于引流静脉通常迂曲扩张，路径长，静脉壁薄，大部分病例存在超选困难，微导管难以接近静脉起始端，容易发生出血的情况，且该技术操作复杂，该入路并未普及采用。有学者报道经脑膜中动脉前支入路或使用血管"楔入"技术等，虽然这些技术的出现降低了视力损伤、反流等并发症的风险，但是增加了技术难度，或仅适用于经过严格筛选的病例。

开颅手术仍是前颅窝底 DAVF 有效安全的治疗方式，但存在创伤较大等缺陷。手术常采用单侧或双侧额底、翼点和纵裂入路。开颅手术治疗的优点是可直视下暴露并切断瘘口，同时清除血肿。我们认为单侧额底入路对于治疗前颅窝底 DAVF 具有手术切开小、骨窗小、操作距离短、完全暴露瘘口等优点。行单侧额底入路打开脑池，充分释放脑脊液后，常可以获得对瘘口满意的显露。额底入路应该注意对颅底骨质和硬膜的保护，避免出现术后脑脊液漏和颅内感染。此外仔细解剖，对脑组织和正常穿支血管的保护及减少术后并发症具有重要意义。综上所述，前颅窝底 DAVF 由于特殊的血管解剖结构和快速进展的临床过程，手术治疗是安全有效的治疗方式，常可取得良好的预后。对于大部分前颅窝底 DAVF，可采用经单侧额底入路治疗，并可取得满意的疗效。

笔记

参考文献

［1］KIKUCHI K, KOWADA M. Anterior fossa dural arteriovenous malformation supplied by bilateral ethmoidal arteries. Surgical Neurology, 1994, 41(1)：56 - 64.

［2］DESHMUKH V R, CHANG S, ALBUQUERQUE F C, et al. Bilateral ethmoidal dural arteriovenous fistulae：a previously unreported entity：case report. Neurosurgery, 2005, 57(4)：E809.

［3］ROS DE SAN PEDRO J, PéREZ C J, PARRA J Z, et al. Bilateral ethmoidal dural arteriovenous fistula：unexpected surgical diagnosis. Clinical Neurology and Neurosurgery, 2010, 112(10)：903 - 908.

［4］LAWTON M T, CHUN J, WILSON C B, et al. Ethmoidal dural arteriovenous fistulae：an assessment of surgical and endovascular management. Neurosurgery, 1999, 45(4)：805 - 810.

［5］LEFKOWITZ M, GIANNOTTA S L, HIESHIMA G, et al. Embolization of neurosurgical lesions involving the ophthalmic artery. Neurosurgery, 1998, 43(6)：1298 - 1303.

［6］袁晖, 赵振伟. 前颅窝底硬脑膜动静脉瘘的治疗. 中华神经医学杂志, 2014, 13(1)：61 - 64.

［7］TOMAK P R, CLOFT H J, KAGA A, et al. Evolution of the management of tentorial dural arteriovenous malformations. Neurosurgery, 2003, 52(4)：750 - 760.

［8］MACK W J, GONZALEZ N R, JAHAN R, et al. Endovascular management of anterior cranial fossa dural arteriovenous malformations a technical report and anatomical discussion. Interv Neuroradiol, 2011, 17(1)：93 - 103.

［9］MAYFRANK L, REUL J, HUFFMANN B, et al. Microsurgical interhemispheric approach to dural arteriovenous fistulas of the floor of the anterior cranial fossa. Minimally invasive neurosurgery：MIN, 1996, 39(3)：74 - 77.

［10］许奕, 刘建民, 洪波, 等. 前颅窝底硬脑膜动静脉瘘的外科治疗. 中华神经

外科杂志, 2008, 24(6): 458 - 460.

[11] HALBACH V V, HIGASHIDA R T, HIESHIMA G B, et al. Dural arteriovenous fistulas supplied by ethmoidal arteries. Neurosurgery, 1990, 26(5): 816 - 823.

【尧小龙　张华楸　王胜】

第9章
手术治疗硬脊膜动静脉瘘

病历摘要

一般情况：患者男性，70岁。

主诉：进行性双下肢麻木无力伴尿急半年余。

现病史：患者于半年前无明显诱因出现双下肢麻木无力，右侧稍重，伴有尿急，未予重视。后症状逐渐加重，麻木范围逐渐向上扩大至不能行走，无力症状也逐渐加重。有时伴有小便失禁。当地医院行胸—腰椎磁共振扫描提示脊髓血管畸形可疑，为进一步诊治来我院，遂由门诊收入院。起病以来，精神、食欲、睡眠可，尿急，大便正常，体重无明显变化。

既往史：体检发现腔隙性脑梗死1年，未予以规范诊治。否认高血压、糖尿病、冠心病、传染病及家族遗传病史，否认外伤、手术史，否认服用精神类药物史。无明确药物及食物过敏史。

入院查体： T 36.5 ℃，P 80 次/分，BP 120/67 mmHg，神清语利，双侧瞳孔等大等圆，直径约 2.5 mm，对光反射灵敏。双下肢痛觉减退，感觉平面为脐平面，其余躯体无感觉障碍；双下肢肌力Ⅱ级；双下肢肌张力高，腱反射亢进，其余躯体生理反射正常；提睾反射、肛门反射正常，双侧巴氏征阳性。

实验室或影像学检查：

血常规、尿常规、肝肾功能电解质、凝血常规、输血全套、心电图和胸片检查未见明显异常。

脊髓 MRI 检查（图 9 - 1）提示胸腰段脊髓水肿，背侧蛛网膜下腔内虫蚀样血管流空信号。

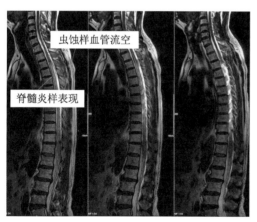
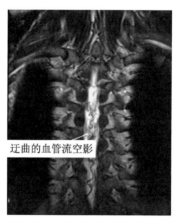

图 9 - 1　脊髓 MRI 检查

DSA 检查（图 9 - 2）右侧第 11 肋间动脉正位造影提示异常的动静脉沟通，核心病变位于椎间孔内神经根袖套，考虑为硬脊膜动静脉瘘，由根髓动脉的硬膜支供血，由根静脉向上引流入髓周静脉。

临床诊断： 硬脊膜动静脉瘘。

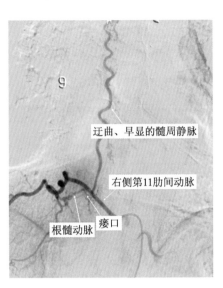

迁曲、早显的髓周静脉

右侧第11肋间动脉

根髓动脉　瘘口

图 9-2　DSA 检查

诊疗经过

手术经过：

全身麻醉成功后，仰卧位置入股动脉长鞘并无菌敷料封装。

俯卧位，透视定位后重新消毒铺巾，以 T_{11} 椎体为中心取后正中切口，分层切开皮肤、皮下组织和椎旁肌肉，显露 $T_{10\sim12}$ 椎板、棘突，枪状咬骨钳咬除 T_{11} 右侧半椎板。尖刀切开硬脊膜、蛛网膜，探查见引流静脉起始部（根静脉）位于硬脊膜囊后外侧，目标血管细小、迁曲，来源于硬脊膜外，ASA、PSA 不参与供血。

使用 4F C2 造影管超选入右侧第 11 肋间动脉并造影，见硬脊膜动静脉瘘显影，临时试夹闭引流静脉起始部，再次造影见病变消失。电凝切断引流静脉起始部，造影双侧第 10～第 12 肋间动脉，造影显示：一次性、完全夹闭瘘口。

术中电生理监测正常。充分止血，严密缝合硬膜。分层缝合肌肉、皮肤。

术后康复情况：

术后患者双下肢肌力明显好转，可以自主活动。患者于术后常规拆线出院。

术中影像（图9-3）：

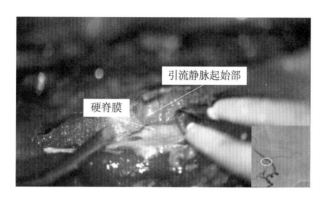

图9-3 术中影像

讨论与分析

病例特点：

这是1例典型硬脊膜动静脉瘘手术治疗病例。此患者因渐进性双下肢感觉、运动障碍至门诊就诊，在检查过程中发现脊髓血管畸形。入院后完善脊髓血管造影明确诊断为右侧第11肋间动脉供血的硬脊膜动静脉瘘，经择期手术治愈。

手术技巧：

胸腰段是硬脊膜动静脉瘘的好发部位，针对此类脊髓血管畸形多采用后正中入路。手术前应进行瘘口所在节段的精准定位，可于手术当日晨在X线透视辅助下定位目标节段，于该节段棘突处注射0.05～0.1 mL亚甲蓝注射液，便于术中定位切口位置。术中严格沿骨膜下分离，可减少出血。若操作熟练，可采取半椎板切除打开椎管，以减少对脊柱稳定性的影响。目标病变为引流静脉穿硬脊膜后的血管起始部，一般位于硬膜囊内的侧后，切开硬膜后需注意向脊髓、神经根侧方探查，发现可疑血管后可通过试夹闭结合吲哚菁绿造影予以确认。手术过程中需注意对下肢功能的电生理监测，减少对脊髓、神经根干扰。

若术前血管造影显示瘘口血流量大，提示术后可能出现引流静脉血栓，引起脊髓肿胀、回流障碍，术中可考虑对硬脊膜囊行减张缝合，避免术后局部脊髓卡压。

疾病介绍

硬脊膜动静脉瘘的发病机制和诊治：

硬脊膜动静脉瘘是一类罕见病，却也是临床最常见的脊髓血管畸形（60%～80%）。硬脊膜动静脉瘘（spinal dural arteriovenous fistula，SDAVF）好发于中年男性（男女比例5：1），表现为进行性脊髓病变引发的自主神经功能紊乱。

静脉充血被认为是SDAVF患者进行性静脉病的主要原因。动静脉短路增加静脉压，从而导致充血性脊髓病，这是神经功能障碍的一种机制。患者可能表现为进行性神经系统功能恶化，如腿部感觉障碍、瘫痪和括约肌功能障碍。由于相对罕见，且脊髓病变进展缓慢，症状可能会被患者甚至医生误诊多年。

与SDAVF相关的静脉充血的最初症状是非特异性的，包括步态障碍、感觉异常等感觉症状、弥漫性或斑片性感觉丧失，但也可能出现双下肢或最初只有单侧下肢的根性疼痛。可能会有额外的便秘或膀胱尿失禁和阳痿。这些模糊的症状使诊断更加复杂，并可能导致治疗延迟。此外，影像学可能会误导诊断，如脊髓炎或脊髓压迫。

SDAVF 是静脉高压脊髓病（venous hypertensive myelopathy，VHM）最常见的原因，但由于经常被误诊为脊髓炎、格林—巴雷综合征或脊髓肿瘤，可能因此采用类固醇治疗。有几次报道称，SDAVF 导致的 VHM 患者在接受类固醇注射治疗后出现急性截瘫。虽然大多数患者在停用类固醇后得到了改善，但大多数患者并没有回到基线状态。临床恶化不仅局限于术前期间，而且类固醇治疗的负面影响会持续到成功瘘口切断术后的远期。

其他一些可能导致 SDAVF 患者临床恶化的因素也已被报道，包括腰椎穿刺、硬膜外注射或 Valsalva 动作。腰椎穿刺，特别是当大量的脑脊液被排出时，可导致椎管内的压力降低，从而造成通过瘘口的血流增加，充血恶化。腰椎硬膜外类固醇注射液（lumbar epidural steroid injection，LESI）可导致临床恶化。在正常情况下，硬膜外空间压力为零或稍负，LESI 对该压力几乎没有影响，因为硬膜外空间很大。然而，在 SDAVF 中，硬膜外压力随着时间的推移缓慢增加，使患者的脊髓处于一个临界点，在硬膜外空间注射任何体积的液体都足以加剧脊髓的静脉充血。SDAVF 患者临床症状的恶化与歌唱有关，这可能与屏气相关的静脉压力增加有关，类似于 Valsalva 动作。

硬脊膜动静脉瘘如不治疗，症状通常会持续数月至数年，导致瘫痪、尿失禁。症状也可能快速进展，可由髓周静脉梗死导致症状在数天、数小时甚至数分钟内明显加重。

脊髓静脉的解剖特点决定了影像学的特征表现。磁共振的静脉高压表现通常出现在下胸段和脊髓圆锥水平。典型表现为 T_2 像长节段脊髓水肿信号，矢状位片可见脊髓背侧脑脊液内的虫蚀样血管

笔记

流空，冠状位片可见迂曲的血管流空影。

治疗建议：

下运动神经元功能障碍，无论伴或不伴上运动神经元功能障碍，均应常规排查SDAVF的可能性。

对所有患者进行脊髓血管造影，以确定瘘口的位置，然后建议进行显微手术，除非评估患者为全身麻醉的高风险。SDAVF一般需进行造影+开刀杂交手术，或单纯开放显微手术治疗，通过离断瘘口达到治疗目的。

在治疗的选择方面，杂交手术具有明显优势，术中造影、透视不仅有利于精准定位瘘口位置、减少手术暴露的创伤，夹闭试验确认瘘口、避免误伤正常血管，也有利于明确治疗效果。

对于入路选择，常采取半椎板切除以暴露瘘口。术中用吲哚菁绿荧光造影证实瘘口的消失。

血管内治疗成功率较低，且存在脊髓动脉误栓风险。可采用马拉松1.5-微导管（ev3Inc.）置于靠近瘘口的神经根动脉，然后注射Onyx（ev3Inc.），直到引流静脉的近端部分消失。如果栓塞失败，则进行显微外科治疗。

参考文献

[1] MILLAR J S. Type 1: dural arteriovenous fistula. Interventional Neuroradiology, 2014: 185 - 198.

[2] KATAOKA H, MIYAMOTO S, NAGATA I, et al. Venous congestion is a major cause of neurological deterioration in spinal arteriovenous malformations. Neurosurgery, 2001, 48(6): 1224 - 1229.

[3] KRINGS T. Vascular malformations of the spine and spinal cord *: anatomy, classification, treatment. Clin Neuroradiol, 2010, 20(1): 5 - 24.

[4] KRINGS T, MULL M, GILSBACH J M, et al. Spinal vascular malformations. Eur

笔记

Radiol, 2005, 15(2): 267 – 278.

[5] JELLEMA K, CANTA L R, TIJSSEN C C, et al. Spinal dural arteriovenous fistulas: clinical features in 80 patients. J Neurol Neurosurg Psychiatry, 2003, 74(10): 1438 – 1440.

[6] O'KEEFFE D T, MIKHAIL M A, LANZINO G, et al. Corticosteroid-induced paraplegia-a diagnostic clue for spinal dural arterial venous fistula. JAMA Neurol, 2015, 72(7): 833 – 834.

[7] STROWD R E, GEER C, POWERS A, et al. A unique presentation of a spinal dural arteriovenous fistula exacerbated by steroids. J Clin Neurosci, 2012, 19(3): 466 – 468.

[8] MCKEON A, LINDELL E P, ATKINSON J L, et al. Pearls & oy-sters: clues for spinal dural arteriovenous fistulae. Neurology, 2011, 76(3): e10 – e12.

[9] CABRERA M, PARADAS C, MáRQUEZ C, et al. Acute paraparesis following intravenous steroid therapy in a case of dural spinal arteriovenous fistula. J Neurol, 2008, 255(9): 1432 – 1433.

[10] MA Y, HONG T, CHEN S C, et al. Steroid-associated acute clinical worsening and poor outcome in patients with spinal dural arteriovenous fistulas. Spine, 2020, 45(11): E656 – E662.

[11] NOH T, CHANDRA R, KIM J. A case of symptomatic spinal dural arteriovenous fistula after high-volume lumbar puncture. Surg Neurol Int, 2011, 8: 164.

[12] GARCIA-CABO C, MORIS G. Sudden paraplegia after lumbar puncture as a clue in the diagnosis of a patient with spinal dural arteriovenous fistula. Eur Spine J, 2017, 26(Suppl 1): 151 – 153.

[13] HETTS S W, NARVID J, SINGH T, et al. Association between lumbar epidural injection and development of acute paraparesis in patients with spinal dural arteriovenous fistulas. American Journal of Neuroradiology, 2007, 28(3): 581 – 583.

[14] OWEN N C, SMITH L T, MASSEY L, et al. Decompensation of undiagnosed

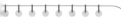

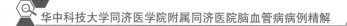

spinal dural arteriovenous fistulae after lumbar epidural injection and spinal anaesthesia. Br J Anaesth, 2011, 107(1): 109 - 111.

[15] OLIVER T A, SORENSEN M, ARTHUR A S. Endovascular treatment for acute paraplegia after epidural steroid injection in a patient with spinal dural arteriovenous malformation. J Neurosurg Spine, 2012, 17(3): 251 - 255.

[16] KIM S, CHOI Y, PARK J, et al. Acute paraplegia after lumbar steroid injection in patients with spinal dural arteriovenous fistulas: case reports. Ann Rehabil Med, 2016, 40(5): 949 - 954.

[17] SHARMA K, SHARMA V D. Delayed onset paraparesis complicating epidural steroid injection with underlying spinal dural arteriovenous fistula. Pain Manag, 2016, 6(5): 421 - 425.

[18] ANNASWAMY T M, WORCHEL J. Paraplegia following lumbar epidural steroid injection in a patient with a spinal dural arteriovenous fistula. American Journal of Physical Medicine & Rehabilitation, 2017, 96(8): e147 - e150.

[19] KHURANA V G, PEREZ-TERZIC C M, PETERSEN R C, et al. Singing paraplegia: a distinctive manifestation of a spinal dural arteriovenous fistula. Neurology, 2002, 58(8): 1279 - 1281.

[20] VAN LIESHOUT J J, IMHOLZ B P, WESSELING K H, et al. Singing-induced hypotension: a complication of a high spinal cord lesion. The Netherlands Journal of Medicine, 1991, 38(1/2): 75 - 79.

【韩扬　朱明欣　舒凯　游超】

第 10 章
颅内外血管搭桥术
治疗烟雾病

病历摘要

一般情况：患者女性，42 岁。

主诉：脑室内出血钻孔引流术后 3 月余伴头昏肢体乏力 1 月余。

现病史：患者于 3 个月前无明显诱因突发头痛，伴头晕，当地医院急查头颅 CT，提示脑室内出血，急诊行脑室钻孔引流术，术后恢复可，近 1 个月来患者感头晕，伴双侧肢体乏力，就诊于当地医院，行头颅 CTA 提示"烟雾病"可能，予以对症支持治疗，患者为求进一步诊治来我院，门诊以"烟雾病"收入院。起病来，患者精神、食欲、睡眠可，大小便正常，体力下降，体重无明显变化。

既往史：无特殊。否认糖尿病、冠心病、传染病及家族遗传病史，否认脑外伤、脑血管病病史，否认服用精神类药物史。否认药物及食物过敏史。

入院查体：T 36.5 ℃，P 85 次/分，BP 110/60 mmHg，神清语利，双侧瞳孔等大等圆，直径约 3 mm，对光反射灵敏，无复视及视野缺损，四肢肌力、肌张力正常，心、肺、腹未及明显异常，腱反射对称，病理征未引出。

实验室或影像学检查：

入院后术前常规检查未见异常。

头部 CT 检查提示右侧脑室内出血，见图 10 - 1。脑室钻孔引流术后改变见图 10 - 2。

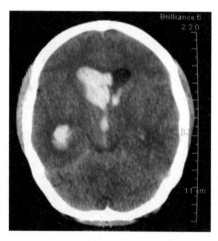 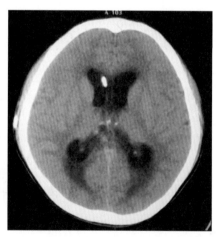

图 10 - 1　头部 CT 检查提示
右侧脑室内出血

图 10 - 2　脑室钻孔
引流术后改变

头部 DSA 检查双侧正位颈总造影，可见双侧颈内动脉远端及大脑前、大脑中动脉起始部狭窄，颅底烟雾状血管形成（图 10 - 3）。

头颅 CT 灌注检查提示双侧脑血流灌注减低，左侧稍低于右侧（图 10 - 4）。

头部 DSA 三维重建显示右侧颈外—颞浅动脉在皮肤内的走行，

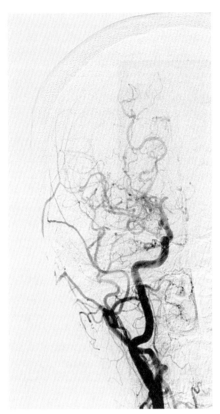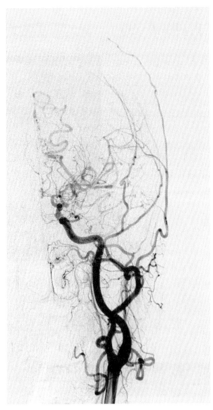

图 10 - 3　头部 DSA 检查

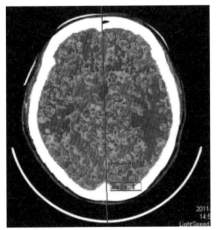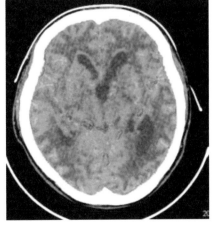

图 10 - 4　头颅 CT 灌注检查

显示右侧颞浅动脉额支和顶支在头皮的走行方向，便于手术切口设计（图10-5）。

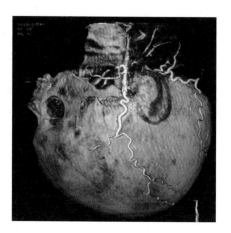

图10-5 头部DSA三维重建

临床诊断：烟雾病，脑室内出血术后。

🩺 诊疗经过

手术经过：

患者全身麻醉取平卧位，头稍左偏。取右侧额颞部弧形皮肤切口，分层切开皮肤、皮下组织和颞肌，沿颞浅动脉顶支走行方向，分离解剖出颞浅动脉顶支，保护好颞浅动脉主干，形成皮瓣和肌瓣。颅骨钻孔后铣刀游离骨瓣开颅。剪开硬膜，切开蛛网膜，在右侧颞叶皮层找到与颞浅动脉匹配的大脑中动脉M4段分支，行端侧吻合。吻合完毕后，行术中吲哚菁绿荧光造影显示搭桥血管血流通畅，FLOW800软件分析提示搭桥前后脑血流明显增加。充分止血，行颞肌贴敷术，缝合硬膜。留置硬膜外引流管，还纳骨瓣后分层缝合肌肉、皮肤。

术后康复情况：

术后患者神志清楚，言语流利，双侧瞳孔等大等圆，对光反射

笔记

灵敏。肌力、肌张力正常。

术中影像：

术中行颞浅动脉—大脑中动脉吻合，其过程见图 10 - 6。

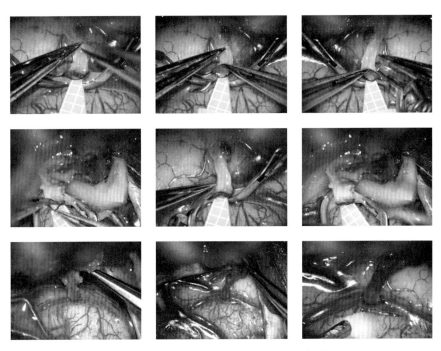

图 10 -6　颞浅动脉—大脑中动脉吻合过程

术中吲哚菁绿荧光造影显示搭桥血管血流通畅，FLOW800 软件分析提示搭桥前后脑血流明显增加（图 10 -7）。

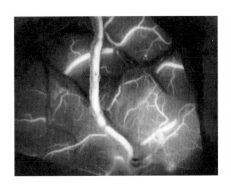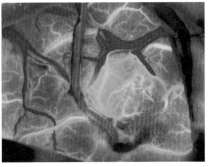

图 10 -7　吲哚菁绿荧光造影及 FLOW800 软件分析

术后 3 个月复查脑血管 DSA 检查提示搭桥血管通畅（图 10 – 8）。

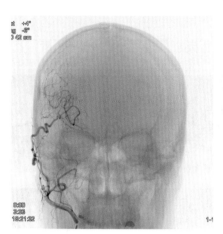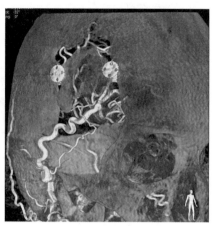

图 10 – 8　术后脑血管 DSA 检查

讨论与分析

病例特点：

成人中常见的烟雾病为出血型烟雾病和缺血型烟雾病。此患者以脑室内出血为主要表现，在外院行脑室外引流术，术后恢复良好，经脑血管造影检查明确诊断为烟雾病。目前烟雾病内科药物治疗效果不佳，以外科治疗为主，遂收治此患者入院行联合血运重建（颞浅动脉—大脑中动脉搭桥 + 颞肌贴敷术）。

手术技巧：

颞浅动脉的分离：可分为顺行分离和逆行分离两种方法，注意在游离解剖颞浅动脉的过程中不要误伤血管壁，造成血管损伤，可以在分离过程中适当保留一部分血管周围筋膜组织，分离长度 8 ~ 10 cm，游离出颞浅动脉后可以用罂粟碱棉片保护血管组织。

颞浅动脉—大脑中动脉端侧吻合：注意选取和颞浅动脉粗细相匹配的大脑中动脉分支，通常选取大脑中动脉皮层分支 M3 或 M4

笔记

进行端侧吻合，目前主要采用间断缝合的方法，先做两定点吻合，然后在两侧各缝合 3 ~ 4 针。

疾病介绍

烟雾病的诊断和治疗：

烟雾病又称自发性脑底动脉环闭塞症，是一组以双侧颈内动脉末端和（或）大脑前动脉、大脑中动脉起始部缓慢进展性狭窄以致闭塞，脑底出现代偿性异常血管网为特点的脑血管病。因其异常血管网在脑血管造影时形似"烟雾"故称为"烟雾病"。烟雾病在东亚国家发病率较高，女性稍多于男性。烟雾病主要表现为脑缺血和颅内出血这两类症状。儿童患者的出血型烟雾病非常少见，而成人患者则因代偿血管破裂而部分表现为出血性症状。近年来，随着经颅多普勒超声、CT 血管造影、磁共振血管造影及数字减影血管造影等影像学技术的逐渐普及，烟雾病的确诊率逐年增高。由于病因不明，烟雾病尚无肯定有效的治疗药物，主要是针对缺血及出血症状进行对症处理。因此目前烟雾病的临床治疗仍然以颅内外血运重建手术为主。

目前没有任何药物可以肯定有效地控制或逆转烟雾病的发病过程，药物主要是用于对症支持治疗或围手术期管理。在临床上，单纯内科药物治疗主要应用于无手术指征（症状较轻或不能耐受手术）的烟雾病患者，主要目的是为了防止脑血栓形成并维持足够的脑血容量，以及针对患者症状（如头痛、癫痫）给予相应药物治疗。

手术是目前最主要的烟雾病治疗方式，可分为直接血运重建术、间接血运重建术及联合（直接 + 间接）血运重建术。手术治疗

笔记

101

的目的是使用来自颈外动脉系统的血液供应来增加颅内血流,从而改善脑血流量和脑血流储备能力。目前,血运重建术可有效增加脑血流量进而降低缺血性卒中发生率的观点已被大多数学者接受。但其在预防出血方面的有效性仍需进行长期随访研究。

(1) 手术适应证

目前血运重建术治疗烟雾病的适应证主要包括:①出现过与疾病相关的脑缺血症状,包括 TIA、可逆性缺血性神经功能缺损、脑梗死、认知功能下降、肢体不自主运动、头痛和癫痫发作等;②有证据提示存在脑血流储备能力下降,包括局部脑血流量、脑血流储备能力减低等;③存在与疾病相关的脑出血,并且排除其他原因;④排除其他手术禁忌证。

(2) 手术时机

原则上建议诊断明确后尽早手术治疗。对于头颅 MRI 弥散加权成像表现为急性或亚急性脑梗死的患者和近期频发 TIA 的烟雾病患者,急性期手术治疗可能会增高围手术期卒中风险,建议先予保守治疗并观察数周,然后结合患者自身恢复状态考虑行血运重建术。时间间隔一般为 1 个月左右。在脑出血急性期,可根据颅内血肿大小及位置决定给予保守治疗还是手术清除血肿。血肿清除术术中应尽量保留颞浅动脉以备二次血运重建术。建议待病情平稳且血肿彻底吸收后再考虑择期行血运重建术,时间间隔一般是 1~3 个月。

(3) 手术方式

① 直接血运重建术

直接血运重建术通常选择颞浅动脉作为供体动脉,有时也会使用枕动脉。受体动脉通常选择大脑中动脉皮质分支。最经典的术式为颞浅动脉—大脑中动脉吻合术。此外,还可根据颅内低灌注区域,选择颞浅动脉额支与大脑前动脉分支相吻合,或将枕动脉与大脑后动脉分支相吻合等。直接血运重建术最主要的优势在于，通过将颅外动脉直接与颅内动脉的皮质分支相吻合，可立即增加缺血脑组织的血流量，快速改善血流动力学状态。然而，直接血运重建术操作难度较大，需要外科医生经历严格训练，而且对患者自身血管情况要求较高。在烟雾病的末期，或者是年幼的儿童患者，皮质动脉往往管径较小，血管壁也更脆弱，使吻合术难以实施。由于该技术过程复杂，手术时间较长，并且术中需要临时夹闭皮质动脉，导致围手术期缺血并发症发生率较高。此外，术后过度灌注综合征是导致患者神经功能恶化的另一个重要问题，其通常在直接血运重建术后出现。

② 间接血运重建术

间接血运重建术的基本原理是将颈外动脉系统来源的血管或各种结缔组织覆盖于缺血的大脑表面。根据所用组织的不同，手术方式主要包括脑—硬膜贴敷术、脑—颞肌贴敷术、脑—硬膜—动脉血管融通术、脑—硬膜—动脉—颞肌血管贴敷术、脑—帽状腱膜贴敷术、脑—颅骨膜贴敷术、颅骨多点钻孔术等。由于疗效的局限性和严重的并发症，一些术式目前仅在个别特殊病例中使用。与直接血运重建术相比，间接血运重建术无须临时阻断大脑中动脉分支，操作相对简单，由于手术时间短，手术创伤小，住院时间短，经济负担低，儿童及病情复杂的成人患者更多采用此术式。间接血运重建术可最大程度避免因临时阻断皮质血管及麻醉时间过长等引起的脑局部组织缺血，也避免了直接吻合后血流突然增加引起过度灌注综合征等相关并发症。然而，由于侧支循环建立并发挥作用通常需要1个月以上的时间，无法快速改善脑血流量，部分患者在该时间段内可能会发生脑缺血事件。另外，间接血运重建术形成的血供是脑组织依据自身缺血程度来调节的，可自然合理地协调和分配不同区

103

域的血供。

③ 联合血运重建术

直接血运重建术和间接血运重建术各有利弊，如果将两者相结合发挥各自的优势，理论上效果会更好，于是联合血运重建手术应运而生。常用的联合血运重建手术方式包括颞浅动脉—大脑中动脉吻合术联合脑—颞肌贴敷术（encephalo-myo-synangiosis，EMS）、脑—硬膜—动脉血管融通术（encephalo-duro-arterio-synangiosis，EDAS）、脑—硬膜—动脉—颞肌血管贴敷术（encephalo-duro-arterio-myo-synangiosis，EDAMS）、脑—硬膜—颞肌—动脉—骨膜贴敷术、脑—硬膜—帽状腱膜贴敷术等。手术方式的选择应根据患者的一般情况、临床和影像学特征、血流动力学、代谢评估结果及术者擅长的手术方法等多种因素综合考虑。

参考文献

[1] SUZUKI J, TAKAKU A. Cerebrovascular "moyamoya" disease. Disease showing abnormal net-like vessels in base of brain. Arch Neurol, 1969, 20(3): 288 – 299.

[2] KURODA S, HOUKIN K. Moyamoya disease: current concepts and future perspectives. Lancet Neurol, 2008, 7(11): 1056 – 1066.

[3] DUAN L, BAO X Y, YANG W Z, et al. Moyamoya disease in China: its clinical features and outcomes. Stroke, 2012, 43(1): 56 – 60.

[4] MIAO W, ZHAO P L, ZHANG Y S, et al. Epidemiological and clinical features of moyamoya disease in Nanjing, China. Clin Neurol Neurosurg, 2010, 112(3): 199 – 203.

[5] SCOTT R M, SMITH E R. Moyamoya disease and moyamoya syndrome. N Engl J Med, 2009, 360(12): 1226 – 1237.

[6] KIKUTA K, TAKAGI Y, NOZAKI K, et al. The presence of multiple microbleeds as a predictor of subsequent cerebral hemorrhage in patients with moyamoya disease. Neurosurgery, 2008, 62(1): 104 – 111, discussion 111 – 112.

［7］FEDERAU C, CHRISTENSEN S, ZUN Z, et al. Cerebral blood flow, transit time, and apparent diffusion coefficient in moyamoya disease before and after acetazolamide. Neuroradiology, 2017, 59(1): 5 - 12.

［8］LEI Y, LI Y, NI W, et al. Spontaneous brain activity in adult patients with moyamoya disease: a resting-state fMRI study. Brain Res, 2014, 1546: 27 - 33.

［9］JANG D K, LEE K S, RHA H K, et al. Bypass surgery versus medical treatment for symptomatic moyamoya disease in adults. J Neurosurg, 2017, 127(3): 492 - 502.

［10］KURODA S, HOUKIN K. Bypass surgery for moyamoya disease: concept and essence of sugical techniques. Neurol Med Chir (Tokyo), 2012, 52(5): 287 - 294.

［11］XU B, SONG D L, MAO Y, et al. Superficial temporal artery-middle cerebral artery bypass combined with encephalo-duro-myo-synangiosis in treating moyamoya disease: surgical techniques, indications and midterm follow-up results. Chin Med J (Engl), 2012, 125(24): 4398 - 4405.

［12］徐斌, 宋冬雷, 毛颖, 等. 颅内外血管吻合结合间接血管重建治疗烟雾病. 中华神经外科杂志, 2009, 25(2): 102 - 105.

［13］烟雾病治疗中国专家共识编写组. 烟雾病治疗中国专家共识. 国际脑血管病杂志, 2019, 27(9): 645 - 646.

【王胜　万学焱】

第11章
手术治疗脑干海绵状血管瘤

病历摘要

一般情况：患者男性，61岁。

主诉：突发左侧肢体无力伴吞咽困难2月余，再发加重3天。

现病史：患者于2个月前无明显诱因突发头晕头痛，左侧肢体无力，伴恶心呕吐、吞咽困难。于当地医院就诊行头颅CT平扫提示脑干出血，转至我院。行头颅MRI平扫、DTI、MRA多模态重建提示脑桥海绵状血管瘤伴出血，双侧额顶叶、半卵圆中心及放射冠多发缺血腔梗灶。完善相关检查，与患者及其家属充分沟通，患者拒绝手术要求保守治疗。经过药物保守治疗后病情稳定办理出院。3天前，患者在家中突发头痛头晕，左侧肢体无力并摔倒，伴频繁呕吐，行头部CT检查提示脑干出血，出血范围较上次CT检查扩大，遂再次入院治疗。起病来，患者精神、食欲、睡眠较差，大小便正常，体力下降，体重无明显变化。

既往史：发现血压增高 1 年，最高血压 140/80 mmHg，未予以正规诊治，目前血压控制在 130/70 mmHg。否认糖尿病、冠心病、传染病及家族遗传病史，否认脑外伤、脑血管病病史，否认服用精神类药物史。无明确药物及食物过敏史。

入院查体：T 36.5 ℃，P 60 次/分，BP 140/74 mmHg，神清语利，双侧瞳孔等大等圆，直径约 2.5 mm，对光反射迟钝，视物清晰，无复视及视野缺损，眼球运动正常，右侧鼻唇沟变浅，闭目、鼓腮、示齿正常，双侧听力减退。心、肺、腹未及明显异常，左侧上肢肌力 Ⅱ 级，下肢肌力 Ⅲ 级，右侧肢体肌力 Ⅴ⁻ 级。生理反射存在，病理征引出。

实验室或影像学检查：

血常规、尿常规、肝肾功能电解质、凝血常规、输血全套、心电图和胸片检查未见异常。

头部 CT 检查（图 11 - 1）：脑桥延髓出血。

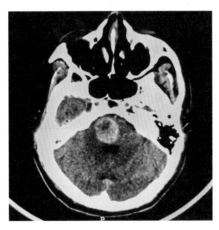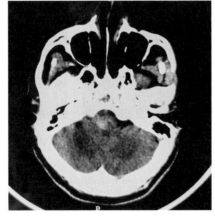

图 11 - 1 头部 CT 检查

头部 MRI 平扫（图 11 - 2）：提示脑桥海绵状血管瘤伴出血，大小约 2.5 cm。

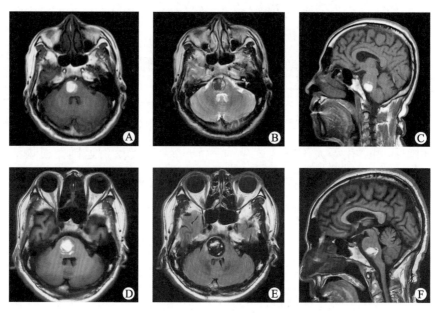

A + B + C：第一次出血；D + E + F：第二次出血。

图 11 - 2　头部 MRI 平扫

CTA 及 MRA 检查（图 11 - 3）：未见明显异常血管。

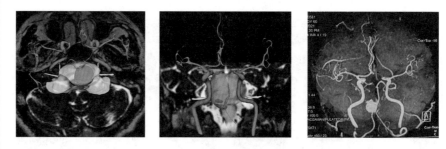

图 11 - 3　CTA 及 MRA 检查

磁共振 DTI 重建（图 11 - 4）：病灶位于脑桥面神经水平，推挤压迫锥体束，纤维传导束稀疏。

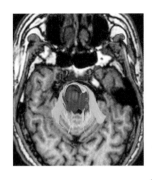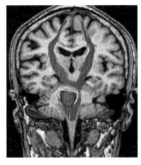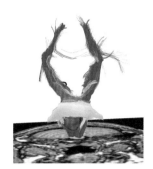

图 11 - 4   磁共振 DTI 重建

3D-slicer MRI 多模态融合（图 11 - 5）显示病变与皮层、神经纤维束、颅神经、颅内血管位置关系。

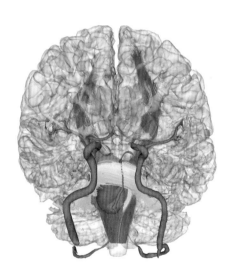

图 11 - 5   3D-slicer MRI 多模态融合

3D-slicer CTA 多模态融合（图 11 - 6）显示病灶与颅底骨质、重要神经血管相对位置，为术前规划手术入路提供依据。

临床诊断： 脑桥海绵状血管瘤伴脑干出血，高血压。

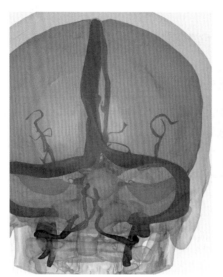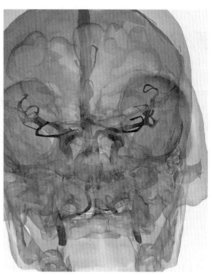

图 11 – 6　3D-slicer CTA 多模态融合

诊疗经过

手术经过：枕后正中经膜髓帆入路

患者全身麻醉俯卧位，屈颈，头高脚低位，头略高于心脏水平。枕后正中切口，逐层切开枕后粗隆上 1 cm 至第四颈椎皮肤、皮下组织和肌肉，显露后颅窝骨质及寰椎。窦汇下缘处钻孔，铣刀形成骨瓣，磨钻磨除枕骨大孔周边枕骨骨质，显露寰枕筋膜。"Y"形剪开硬膜，结扎枕窦、寰窦，显露双侧小脑半球、小脑蚓部及延髓。在显微镜及神经电生理监测下，剪开蛛网膜，缓慢释放脑脊液，充分松解蛛网膜纤维条索与延髓、小脑蚓部、小脑后下动脉等结构间的粘连。脑压板轻柔向两侧牵开小脑下蚓部，充分显露第四脑室，向上可见三脑室导水管下口。四脑室底可见脉络丛，电凝后切开，可见脑干略肿胀，未见出血或黄染。四脑室底可见清晰髓纹、面丘、四脑室正中沟等正常结构。术中超声定位肿瘤位置，见肿瘤位于脑干后表面下方约0.5 cm，大小约2.3 cm×2.4 cm。于脑桥面丘水平经四脑室后正中沟锐性切开长约0.5 cm，以神经剥离子分开白质深约0.5 cm，可见暗红色陈旧血液流出。以吸引器轻柔吸引脑干内出血，可见病灶。病灶呈类圆形，分叶状，有较厚的包膜，周边白质形成黄染胶质增生带。切开病灶，可见病灶内泥沙状陈旧血凝块，清除囊内血凝块，充分减压后，以2 mm显微肿瘤钳轻柔牵拉包膜，用吸引器沿胶质增生带分离病变。病变下方可见微小引流静脉，小电流电凝后切断，全切病灶。充分止血，严密缝合硬膜。还纳骨瓣，连接片固定，清点器械、棉片无误，常规消毒后分层缝合肌肉、皮肤。术中用泼尼龙500 mg静脉注射，补液1500 mL，未输血。

术后康复情况：

术后患者带气管插管回监护室，苏醒后评估呼吸功能无异常拔出气管内插管，神志清楚，双侧瞳孔等大等圆，对光反射存在，右侧轻度面瘫（图11-7），听力同术前，伸舌居中，咳嗽吞咽正常，声嘶，予鼻肠管营养。左上肢肌力Ⅰ级略下降，左下肢肌力Ⅲ级，其余肢体肌力Ⅴ级同术前。术后常规拆线转康复医院继续康复治疗。

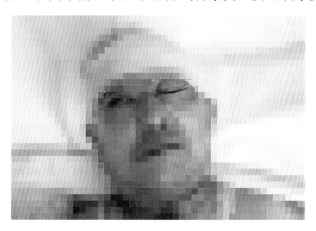

图11-7　术后第1天右侧轻度面瘫

术中影像（图 11 - 8）：

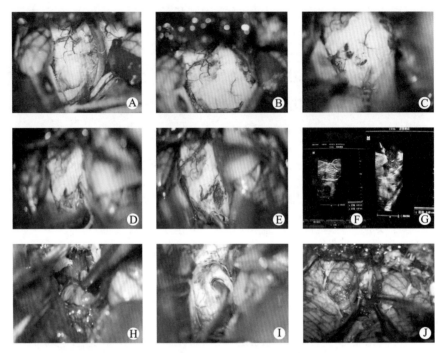

A：显露四脑室，可见脉络丛、PICA；B：脑干背侧肿胀，显露髓纹、面丘；C：显露四脑室后正中沟；D：锐性切开后正中沟；E：填入少量止血纱布作为术中超声定位标志物；F：术中超声探查小脑半球、蚓部、脑干内肿瘤大小；G：术中超声探查病灶与脑干背侧表面距离；H：分离包膜；I：全切病变，脑干内压迫止血；J：严密止血，小脑蚓部及周边血管保留完好。

图 11 - 8　术中影像

术后影像：

术后患者第 1 天复查头部 MRI 提示脑干术后，病灶全切，枕骨部分骨质缺损，颅内散在积气，病变区域无明显出血。两侧脑室对称，形态、大小在正常范围。脑沟、脑回清晰。中线结构居中（图 11 - 9）。

术后 3 个月头部 MRI DTI 检查（图 11 - 10）提示白质纤维完整。

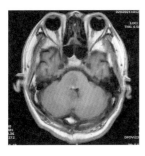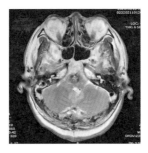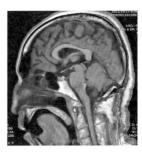

图 11 - 9　术后第 1 天复查头部 MRI

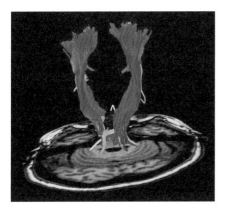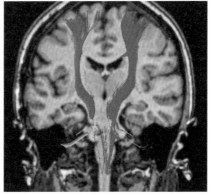

图 11 - 10　头部 MRI DTI 检查

讨论与分析

病例特点：

这是 1 例典型反复出血的脑桥海绵状血管瘤手术治疗病例。患者突发头晕头痛、呕吐、肢体无力至门诊就诊，在检查过程中发现脑干出血，进一步检查提示脑干海绵状血管瘤。患者因为惧怕手术并发症选择保守治疗，但短时间内再次出血，神经功能持续恶化，因此选择手术治疗。病变部位位于脑桥深部，病变巨大，因此无论从 Dolenc 入路、Kawase 入路、乙状窦后入路都难以全切病灶，从经鼻蝶斜坡入路、经枕后膜髓帆入路有可能全切病灶，但均须切开

笔记

脑干探查脑干深部，因此手术风险极高。术者充分评估患者再出血风险和手术并发症风险，与患者及其家属充分沟通，坚定手术决心，最终得以全切病灶使患者获益。

手术技巧：

脑干是海绵状血管瘤的好发部位，并且脑干部位的海绵状血管瘤出血率、再次出血率，以及出血后导致的风险显著高于其他部位病灶。目前手术是治疗脑干海绵状血管瘤的首选方法。术前需对病灶部位，病灶与脑干重要核团、神经纤维束、周边重要颅神经、动静脉血管关系进行充分评估，选择最靠近脑干表面安全区进入，并且尽量全切肿瘤是手术成功的关键。基于 CT 和 MRI 数据的多模态影像三维重建有助于术前手术方案的制定及术者对手术难度风险的评估。本病例术者充分考虑后选择了枕后正中经膜髓帆入路，在以最小损伤正常神经结构的前提下达到全切病灶的目的。

术中超声、神经电生理、导航、术中磁共振对于脑干手术有着重要意义。脑干病灶位置深在，相对固定，常常在脑干表面无法确认病变位置，在错误的部位切开脑干皮层而无法找到病灶不仅对手术者会造成巨大心理压力，也会对患者神经功能造成灾难性的医源性损伤。导航和术中磁共振是目前脑干手术最精密的"武器"，能够精准定位病灶位置，显示周边重要神经核团和纤维结构，帮助判断是否全切肿瘤。但此设备费用极为昂贵，术前术中需要消耗的时间较长，而且还有漂移、匹配失败等风险，因此难以在绝大多数普通医疗机构中推广。而术中超声易于获得，术中应用灵活使用方便，可反复探查，弥补导航漂移影响，降低脑干损伤风险并且有助于判断是否全切，因此适合在神经外科手术中推广。术中以相对固定颅内解剖结构、明胶海绵、止血纱布等作为定位标志，可快速定位肿瘤在脑干内部相对位置，确定脑干表面切开位置，减少寻找肿瘤时间，帮助术者快速找到病灶和全切肿瘤。神经电生理也是脑干手术必备的安全保障，脑干手术主要监测项目包括脑干听觉诱发电位（brainstem auditory evoked potential，BAEP）、体感诱发电位（somatosensory evoked potential，SEP）、运动诱发电位（motor evoked potential，MEP）、颅神经功能监测等。通过术中神经电生理信号变化规律能及时发现神经功能损伤，警告术者，帮助分析损伤原因，从而提高了手术精确度，避免了医源性损伤，减少了手术并发症，降低了致残率。我科自 20 世纪开始系统使用神经电生理，推动了神经外科手术质量向前迈进一大步。

手术适合的患者和适合的时机的选择是脑干手术成功的关键，对于脑干海绵状血管瘤手术适应证和风险的评估，我们采用了 Lawton 脑干海绵状血管瘤分级标准。根据病灶大小（以 2 cm 为界）、是否跨中线、是否合并发育性静脉畸形、年龄（以 40 岁为界）、出血时间（以 3 周、8 周为界）为患者评分，最高 7 分，评分越高风险则越高。此例患者病灶大于 2 cm，跨中线，合并静脉畸形，年龄大于 40 岁，多次出血但最近一次出血小于 3 周，因此评分为 5 分，经充分评估手术获益高于手术风险，因此选择了手术。不可置疑的是，术者对于脑干手术的经验和技巧也是保障手术成功的关键。

脑干不同部位的病灶采用不同的手术入路，采用同一入路不同部位的病灶，也需采用不同的脑干"安全切开区"（safe entry zones，SEZs）。脑干内部解剖极为复杂，需充分理解脑干局部解剖，熟悉脑干内部核团三维结构及重要神经纤维束走行，在解剖实验室充分学习体会，并通过作为助手长期学习观摩脑干手术，才能帮助术者成长，避免不恰当的手术为患者造成的医源性损伤。本病例在切开脑干前，通过充分影像学评估，术中超声定位，术中充分显露，辨识脑干背侧髓纹、面丘等解剖标志，最终采用经膜髓帆入路，四脑室后正中沟这一最为常用的脑干安全切开区，尽可能地减少了医源性损伤的风险。

疾病介绍

脑干海绵状血管瘤症状：

脑干海绵状血管瘤是发生于脑干内的一种异常血管畸形。与其他脑血管畸形不同，海绵状血管瘤表现为桑葚状的畸形血管团，无供血动脉，部分与发育性静脉畸形伴生。病灶周边因反复出血而不断增大，并渗透至周边白质形成含铁血黄素沉积的胶质增生带。脑海绵状血管瘤主要发生于脑和脊髓白质部位，在正常人群中的发生率为 0.5%～0.7%，占所有脑血管畸形的 8%～15%。脑干部位海绵状血管瘤占脑海绵状血管瘤约 30%，但其出血率远高于其他部位病灶。

脑干海绵状血管瘤可根据遗传性状分为散发型和家族型海绵状血管瘤，其中家族型海绵状血管瘤通常表现为不完全外显性的常染色体显性遗传，通常具有多个颅内病灶，可伴有 *CCM1*、*CCM2*、*CCM3* 等基因的缺失或者突变。

海绵状血管瘤的临床症状主要与病灶发生部位及病灶出血相关。大多数患者没有明显表现，仅由神经影像检查无意发现，其余症状包括头痛、癫痫、神经功能缺失。慢性渗出出血导致的含铁血黄素沉积和胶质增生是癫痫的致病原因。而突发的病灶内出血或病灶周边出血通常可以导致病灶迅速增大，或导致周边脑实质血肿造成严重后果。因此判断病灶是否容易出血，以及对出血病灶的控制是脑干海绵状血管瘤诊疗的关键。脑海绵状血管瘤的患者年出血率约为3.1%，目前认为，年轻患者、女性、脑干等深部病灶、有病灶出血史，以及 CCM3 基因突变或缺失是出血的高风险因素。出血病灶的年再出血率高达18%~21%。

治疗建议：

近年来，脑干海绵状血管瘤的研究和治疗取得了巨大进展，但其发生、生长及出血的机制仍不明确。CCM 基因突变、表观遗传学改变、发育性动静脉分化、缺氧及血管内皮细胞间连接改变等因素是目前认为是可能的致病原因。一系列针对这些因素的分子信号通路进行干预治疗的药物已进入临床试验，其中包括法舒地尔、他汀类等神经系统常用药物，但仍没有明确试验数据表明这些药物对于抑制脑海绵状血管瘤出血有显著效果。

放射疗法目前仅多用于治疗海绵窦海绵状血管瘤这一特殊类型的病变，不推荐用于其他部位的海绵状血管瘤。

手术是目前治疗脑干海绵状血管瘤最为有效的方法。脑干部位的肿瘤，一度被认为是"生命的禁区"。近年来，随着影像学、手术工具、监测设备的不断进步和神经外科医生手术经验和技术的迅速提高，脑干手术成功的案例越来越多。但伴随而来的是手术后各种并发症的出现。严格的手术适应证的选择和手术时机的把握是手术成功的基石。反复多次的出血、快速进展的神经功能恶化是手术的绝对适应证。初次出血患者若 Lawton 评分较低也可选择手术治疗。手术之前应进行充分的影像学评估，选择合适的手术入路和正确的脑干安全进入区。术中全程电生理监测，轻柔操作，务必全切病灶，才能使患者受益。否则不应盲目手术治疗。脑干手术并发症较多，可能危及生命，术后须严密而耐心地监测患者生命体征及神经功能，早期予以生命支持及对症治疗，让多数患者从手术中

笔记

获益。

<h2 style="text-align:center">参考文献</h2>

[1] YOU C, SANDALCIOGLU I E, DAMMANN P, et al. Loss of CCM3 impairs DLL4-Notch signalling: implication in endothelial angiogenesis and in inherited cerebral cavernous malformation. J Cell Mol Med, 2013, 17(3): 407 – 418.

[2] YOU C, ZHAO K, DAMMANN P, et al. EphB4 forward signalling mediates angiogenesis caused by CCM3/PDCD10-ablation. J Cell Mol Med, 2017, 21(9): 1848 – 1858.

[3] GARCIA R M, IVAN M E, LAWTON M T. Brainstem cavernous malformations: surgical results in 104 patients and a proposed grading system to predict neurological outcomes. Neurosurgery, 2015, 76(3): 265 – 277.

[4] ZHU Y, WU Q, FASS M, et al. In vitro characterization of the angiogenic phenotype and genotype of the endothelia derived from sporadic cerebral cavernous malformations. Neurosurgery, 2011, 69(3): 722 – 731; discussion 731 – 732.

[5] DAMMANN P, ABLA A A, AL-SHAHI SALMAN R, et al. Surgical treatment of brainstem cavernous malformations: an international Delphi consensus. Journal of Neurosurgery, 2021: 1 – 11.

【游超　舒凯　张华楸】

第 12 章
颈动脉内膜剥脱治疗颈内动脉狭窄

病例 1

📋 病历摘要

一般情况： 患者男性，69 岁。

主诉： 发作性晕倒伴头晕肢体乏力 1 月余。

现病史： 患者近 1 个月来出现发作性晕倒，无意识丧失，并伴有头晕、肢体乏力。近来发作频繁，无明显恶心、呕吐、肢体抽搐等不适。当地医院行经颅多普勒超声检查提示双侧颈动脉狭窄，头颅 CT 及 MRI 平扫未见明显异常，头颈部 CTA 检查提示右侧颈内动脉起始部重度狭窄，狭窄程度超过 80%。门诊以右侧颈内动脉重度狭窄收入院。起病来，患者精神、食欲、睡眠可，大小便正常，体力较前下降，体重无明显变化。

既往史：高血压、高脂血症病史 10 年，吸烟史 20 余年，最高血压 160/100 mmHg，一直服用降压及他汀类药物，目前血压控制在 120/60 mmHg。否认糖尿病、冠心病、传染病及家族遗传病史，否认脑外伤、脑血管病病史，否认服用精神类药物史。无明确药物及食物过敏史。

入院查体：T 36.3 ℃，P 76 次/分，BP 135/95 mmHg，神清语利，双侧瞳孔等大等圆，直径约 2.5 mm，对光反射存在，心、肺、腹未及明显异常，生理反射存在，病理征未引出。

实验室或影像学检查：

血常规、尿常规、肝肾功能电解质、凝血常规、输血全套、心电图和胸片检查未见异常。

头部 CTA 提示（图 12 - 1）右侧颈内动脉起始部血管走行屈曲，伴重度狭窄，狭窄程度超过 80%。

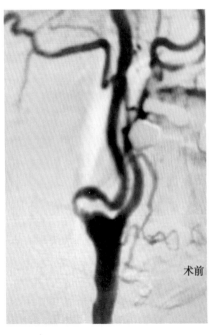
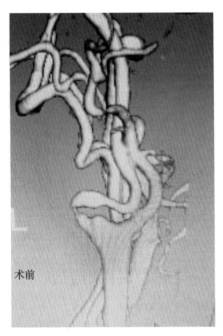

图 12 - 1　术前颈部血管 CTA

临床诊断：右侧颈内动脉重度狭窄；高血压病；高脂血症。

诊疗经过

手术经过：

患者全身麻醉平卧位，头稍后仰，肩部垫高。取右侧颈部长约 4 cm 直切口，分层切开皮肤、皮下组织，显露颈阔肌。切开颈阔肌后，游离胸锁乳突肌前缘，显露颈动脉三角。打开颈动脉鞘，依次钝性分离颈总动脉、右侧甲状腺上动脉、颈外动脉及颈内动脉，注意保护舌下神经及其重要分支，术中可见右侧颈内动脉重度迂曲，呈 S 型，将各分支血管临时阻断后，采用外翻式切开颈动脉，切除颈动脉内膜斑块，充分止血，严密连续缝合颈动脉，再分层缝合肌肉、皮肤。

术后康复情况：

术后患者神志清楚，言语流利，双侧瞳孔等大等圆，对光反射存在。四肢活动正常，肌力及肌张力正常。

术中影像（图 12 –2 ~ 图 12 –5）：

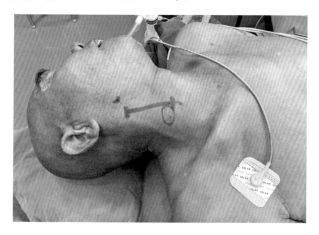

图 12 –2   手术体位和手术切口

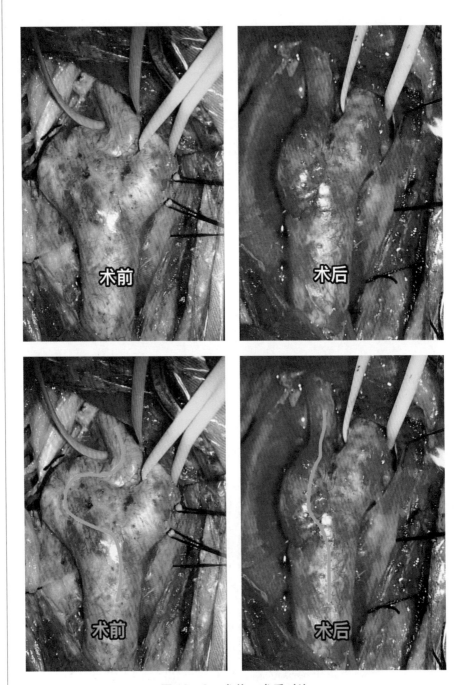

图 12 -3 　术前、术后对比

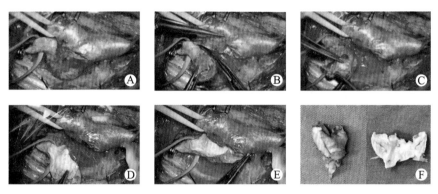

A：解剖颈内动脉；B：阻断后剪开颈内动脉；C，D：外翻式分离颈内动脉并
剥离斑块；E：修整齐颈内动脉内膜后，缝合颈内动脉；F：切除的颈内动脉粥样
斑块。

图 12 - 4　手术影像资料

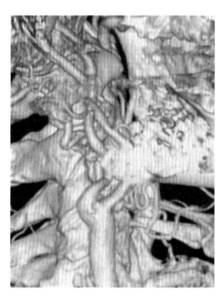

图 12 - 5　术后患者复查头部 CTA 提示右侧颈内
动脉走行基本正常，无明显狭窄

病例 2

病历摘要

一般情况：患者男性，65 岁。

主诉：头晕伴左侧肢体乏力 2 个月。

现病史：患者近 2 个月来出现头晕，伴左侧肢体乏力，无明显恶心、呕吐等不适，就诊于当地医院行经颅多普勒超声及 CTA 检查提示右侧颈动脉重度狭窄，狭窄程度超过 90%。门诊以右侧颈内动脉重度狭窄收入院。起病来，患者精神、食欲、睡眠可，大小便正常，体力较前下降，体重无明显变化。

既往史：患者 1 年前因右侧颈动脉狭窄在外院行颅内颈动脉支架植入术，术后服用阿司匹林和氯吡格雷，否认糖尿病、冠心病、传染病及家族遗传病史，否认服用精神类药物史。无明确药物及食物过敏史。

入院查体：T 37 ℃，P 86 次/分，BP 150/95 mmHg，神清语利，双侧瞳孔等大等圆，直径约 3 mm，对光反射存在，心、肺、腹未及明显异常，生理反射存在，病理征未引出。左侧肌张力正常，肌力 V⁻级。

实验室或影像学检查：

血常规、尿常规、肝肾功能电解质、凝血常规、输血全套、心电图和胸片检查未见异常。

头部 CTA 提示右侧颈内动脉起始部重度狭窄，狭窄程度超过 90%（图 12 - 6）。

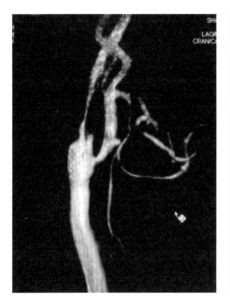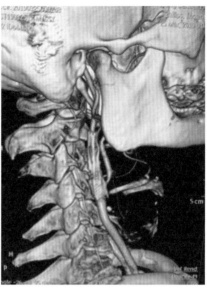

图 12 - 6　头颅 CTA 提示右侧颈内动脉支架植入术后再狭窄，
狭窄程度超过 90%

诊疗经过

　　治疗方式：行常规颈动脉内膜剥脱术（carotid endarterectomy，CEA）治疗，无特殊，术中取出颈内动脉斑块及其内支架，手术顺利。图 12 - 7 为术后取出的斑块。

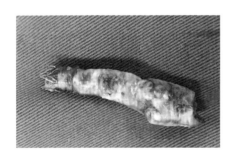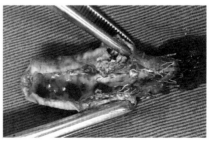

图 12 - 7　右侧颈内动脉支架植入后再狭窄取出的斑块及支架

笔记

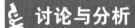 **讨论与分析**

病例特点：

颈动脉狭窄的主要病因是动脉粥样硬化，占90%以上，其他原因包括慢性炎症性动脉炎（Takayasu 动脉炎、巨细胞动脉炎、放射性动脉炎）、纤维肌性发育不良、颈动脉迂曲等。动脉粥样硬化斑块累及颈动脉导致动脉狭窄甚至闭塞而引起脑缺血及卒中症状，是全身性动脉硬化在颈动脉的表现，病变特点是主要累及颈动脉分叉及颈内动脉起始，可导致相应器官供血区的血运障碍。颈动脉狭窄的有创治疗包括 CEA 和颈动脉支架成形术（carotid artery stenting, CAS），应根据患者的自身疾病情况结合循证医学证据选择合理的治疗方式，正确选择患者进行干预治疗与操作过程中良好的技巧是取得最好治疗效果的重要因素。

手术技巧：

CEA 常用的两种手术方式，即经典 CEA 和外翻式 CEA（eversion carotid endarterectomy，eCEA）。标准颈动脉内膜切除手术（standard carotid endarterectomy，sCEA）：患者取仰卧位，头偏向对侧，取胸锁乳突肌前直切口，依次切开皮肤、皮下组织及颈阔肌，沿胸锁乳突肌前缘纵行分离，显露颈动脉鞘后，游离暴露出颈总动脉、颈内动脉和颈外动脉，分别阻断甲状腺上动脉、颈外动脉、颈内动脉和颈总动脉。纵行切开颈总动脉及颈内动脉血管壁，剥除颈动脉内膜及斑块，直至斑块和正常内膜的移行部，锐性切断，去除斑块，再连续缝合颈动脉切口。最后依次缝合切口。

eCEA：在分别阻断甲状腺上动脉、颈外动脉、颈内动脉和颈总动脉后，沿颈内动脉起始端横行切断颈内动脉，沿颈内动脉周径环形分离斑块与血管壁，提起颈内动脉血管壁，并用剥离子剥除颈动脉内膜及斑块，像套袖一般将颈内动脉血管壁向上分离，直至斑块和正常内膜的移行部，锐性切断，去除斑块，然后将颈内动脉端侧吻合到原切口处。依次缝合切口，手术结束。eCEA 的优点是，避免颈内动脉远端的切开和缝合，从而可能降低因缝合导致的再狭窄率。

疾病介绍

颈动脉狭窄的诊断和治疗：

2015 年中国心血管病报告显示，脑卒中是目前我国城乡居民主要疾病死亡构成比中最主要的原因，其中急性缺血性脑卒中（急性脑梗死）约占我国脑卒中的 80%。颈动脉硬化狭窄是导致缺血性脑卒中的重要原因，动脉粥样硬化后，局部血栓、胆固醇结晶脱落导致血栓；斑块破裂导致急性血栓形成；管腔狭窄后导致远端脑组织血流低灌注，从而引发缺血性脑卒中。CEA 是治疗颈动脉狭窄的经典术式，是欧美等发达国家预防和治疗一过性脑缺血发作（transient ischemic attack，TIA）和脑梗死的常规手段。CEA 是通过外科手术将颈动脉内的粥样硬化斑块切除，以达到消除颅内栓塞灶的来源、扩大管腔和改善血流的目的。

手术适应证：症状性患者：6 个月内有过非致残性缺血性卒中或一过性大脑缺血症状（包括大脑半球事件或一过性黑蒙），具有低中危外科手术风险；无创性成像证实颈动脉狭窄超过 70%，或血管造影发现狭窄超过 50%，且预期围手术期卒中或死亡率应小于 6%。无症状患者：①颈动脉狭窄程度≥70% 的无症状患者；②软性粥样硬化斑块或有溃疡形成；③预期围手术期卒中或死亡率应小

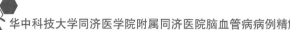

于 3% 。慢性完全性闭塞患者：鉴于该类患者的卒中发生率可能并不高，指南并不推荐对该类患者行 CEA 治疗，但对近年来部分中心的闭塞再通尝试似乎有所帮助，因此，建议仅在下述情况下尝试闭塞再通治疗：症状性患者；脑灌注影像证实闭塞侧大脑半球呈现血流动力学障碍；仅在有经验的中心或由有经验的医生实施；建议在严谨的前瞻性临床试验中实施。

手术禁忌证：重度卒中，伴意识改变和（或）严重功能障碍。脑梗死急性期。颈动脉闭塞，且闭塞远端颈内动脉不显影。持久性神经功能缺失。6 个月内有心肌梗死，或有难以控制的严重高血压、心力衰竭。全身情况差，不能耐受手术。

手术时机：

（1）择期手术：①短暂性脑缺血发作；②无症状狭窄；③卒中后稳定期。

（2）延期手术：①轻、中度急性卒中；②症状波动的卒中。

（3）急诊（或尽早）手术：①颈动脉高度狭窄伴血流延迟；②颈动脉狭窄伴血栓形成；③ TIA 频繁发作；④颈部杂音突然消失。

手术方式的选择：包括外翻式 CEA 和传统纵切式 CEA 两种。前者解剖分离的范围较后者要大，颈动脉转流管使用有一定困难，但是无须切开颈动脉窦，避免纵向切开缝合后引起的狭窄，过长的颈动脉可以同时剪切拉直，不用补片，缩短手术时间，但不适合颈动脉远端有钙化性狭窄和颈动脉分叉过高的患者。后者对颈动脉分叉的位置要求相对较低，有研究显示后一术式配合补片血管成形术的神经损伤率和再狭窄率较前者低，因此目前两种术式的优劣比较尚没有统一的结论。

围手术期处理：抗栓治疗：推荐围手术期单一抗血小板治疗，

笔记

降低血栓形成机会（推荐阿司匹林，避免使用氯吡格雷，否则会增加术后血肿风险）；术中在动脉阻断前给予肝素抗凝，并无固定剂量推荐，术中监测活化部分凝血活酶时间（activated partial thromboplastin time，APTT）或根据体重确定剂量均可，不推荐肝素的中和治疗；正在服用华法林的患者改为静脉内肝素治疗至凝血酶原时间（prothrombin time，PT）正常，持续使用肝素静脉滴注一直到在手术室内缝合动脉完毕，然后停用肝素48 h后重新给予华法林。控制危险因素：高血压、高脂血症、糖尿病等必须得到严格控制，尤其是他汀类药物的使用，可以长期获益。

并发症及预防：①卒中与死亡。卒中与斑块脱落和阻断时缺血相关，有出血性卒中和缺血性卒中，一般要求围术期严格的个体化血压管理，术中密切监测以降低血流动力学障碍的卒中，有条件的医院可进行术中TCD监测；术中轻柔操作，选择性应用转流管；根据具体情况可给予抗凝治疗；围术期采取应用抗血小板药物等措施来减少栓塞风险。CEA后死亡发生率较低，大多数报道在1%左右，其中心肌梗死占一半。因此，术前、术后认真评价心脏和冠状动脉的功能非常重要，并应给予积极的内科处理。死亡的其他相关因素还包括急诊CEA、同侧卒中、对侧颈动脉闭塞、年龄大于70岁等。②颅神经损伤。以舌下神经、迷走神经、副神经等最常见，多为暂时性，可能与手术牵拉水肿有关，一般在术后1~2周好转，个别患者可能延续到术后6个月，永久性损伤相对少见。皮神经损伤一般很难避免，术后患者出现下颌周围或耳后麻木，但不会造成其他影响，一般在术后6个月左右会有不同程度改善。③过度灌注综合征。主要临床表现为严重的局限性头痛、局限性和（或）广泛性痉挛、手术侧半球脑出血。术中恢复颈动脉血流之后和术后预防性应用降压药物及脱水药物（如甘露醇等）可减轻脑水肿。④颈部血肿与喉头水肿。前者大多与局部止血不彻底、动脉缝合不严密有关，后者可能和麻醉插管等相关，需密切观察患者氧饱和度，强化缝合技术，仔细止血，尤其是预防大范围的静脉和淋巴结在分离中损伤，血肿和喉头水肿发生后应防止窒息。⑤血栓形成和再狭窄。注意肝素抵抗情况，围术期口服抗血小板聚集、抑制内膜增生等药物，相关的原因包括术中处理不当、术后药物治疗不充分、平滑肌和内膜过度增生等，对于 CEA 后再狭窄的患者，优先推荐 CAS 治疗，避免二次手术困难。

参考文献

[1] BARNETT H J, TAYLOR D W, ELIASZIW M, et al. Benefit of carotid endarterectomy in patients with symptomatic moderate or severe stenosis. North American Symptomatic Carotid Endarterectomy Trial Collaborators. N Engl J Med, 1998, 339(20): 1415 – 1425.

[2] SPENCER M P. Transcranial Doppler monitoring and causes of stroke from carotid endarterectomy. Stroke, 1997, 28(4): 685 – 691.

[3] GUAY J, KOPP S. Cerebral monitors versus regional anesthesia to detect cerebral ischemia in patients undergoing carotid endarterectomy: a meta-analysis. Can J Anaesth, 2013, 60(3): 266 – 279.

[4] BLACK J H 3RD, RICOTTA J J, JONES C E. Long-term results of eversion carotid endarterectomy. Ann Vasc Surg, 2010, 24(1): 92 – 99.

[5] HOBSON R W 2ND, MACKEY W C, ASCHER E, et al. Management of atherosclerotic carotid artery disease: clinical practice guidelines of the Society for Vascular Surgery. J Vasc Surg, 2008, 48(2): 480 – 486.

[6] KUMAR S, LOMBARDI J V, ALEXANDER J B, et al. Modified eversion carotid endarterectomy. Ann Vasc Surg, 2013, 27(2): 178 – 185.

[7] ABURAHMA A F, MOUSA A Y, STONE P A. Shunting during carotid endarterectomy. J Vasc Surg, 2011, 54(5): 1502 – 1510.

［8］SHAH D M, DARLING R C 3RD, CHANG B B, et al. Carotid endarterectomy by eversion technique：its safety and durability. Ann Surg, 1998, 228(4)：471 −478.

［9］CAO P, DE RANGO P, ZANNETTI S. Eversion vs conventional carotid endarterectomy：a systematic review. Eur J Vasc Endovasc Surg, 2002, 23(3)：195 −201.

［10］MEHTA M, RAHMANI O, DIETZEK A M, et al. Eversion technique increases the risk for post-carotid endarterectomy hypertension. J Vasc Surg, 2001, 34(5)：839 −845.

【王胜　万学焱　韩林】

第13章
弹簧圈栓塞治疗颅内动脉瘤（后循环）

病历摘要

一般情况： 患者女性，51岁。

主诉： 突发右侧肢体无力4周。

现病史： 患者4周前因"突发右侧肢体无力1周"在我院神经内科住院治疗，住院期间行头颅MRI提示：脑桥左侧及小脑中脚异常信号，多考虑脑梗死可能；脑桥左侧结节样病灶，与左侧椎动脉关系密切，考虑为动脉瘤可能。行全脑血管造影显示：左侧小脑后下动脉（posterior inferior cerebellar artery，PICA）动脉瘤。为求进一步治疗，转入我科，以"左侧PICA动脉瘤"收入院。起病以来，患者精神、饮食尚可，睡眠欠佳，大小便如常，体力下降，体重无明显变化。

既往史：有高血压病史，血压最高达 170/110 mmHg，长期服用左氨氯地平 5 mg 1 次/日治疗，血压控制可。有甲亢病史，2013 年 3 月行甲状腺切除手术，2013 年 10 月行 I^{131} 治疗，术后长期服用左甲状腺素治疗（周一至周五服用 3 片/日，周六至周日服用 2.5 片/日）。余无特殊。

入院查体：T 36.1 ℃，P 82 次/分，R 20 次/分，BP 114/83 mmHg。神清语利，双侧瞳孔等大等圆，对光反射灵敏，眼球活动度正常，无明显眼震，右眼颞侧视野缺损。伸舌居中，左侧鼻唇沟稍变浅，口角稍右歪，右侧口角漏气。颈软，克氏征阴性。右侧肢体肌力 Ⅴ⁻ 级，左侧肢体肌力 Ⅴ 级，四肢肌张力正常，四肢腱反射活跃，右侧略高于左侧，右侧颜面部及右侧肢体痛温触觉稍过敏，左侧感觉正常。感觉共济运动查体未见明显异常，病理征阴性。

实验室或影像学检查：

生化全套：谷丙转氨酶 96 U/L↑，谷草转氨酶 50 U/L↑。

甲状腺功能全套（TSH、FT_3、FT_4）：TSH＜0.005 μIU/mL↓，FT_4 23.20 pmol/L↑；余血常规、尿常规、生化全套、凝血常规、输血全套、肺部 CT 等检查未见明显异常。

心电图检查提示：①窦性心律不齐；②室性期前收缩。

心脏彩超：左室肥厚。

头颅 MRI 检查（图 13 - 1）提示：脑桥左侧及小脑中脚异常信号，多考虑脑梗死可能；脑桥左侧结节灶，与左侧椎动脉关系密切，考虑为动脉瘤可能。

全脑血管造影检查提示：左侧 PICA 起始部动脉瘤，直径约 4.8 mm。

临床诊断：左侧 PICA 起始部动脉瘤，脑梗死，高血压。

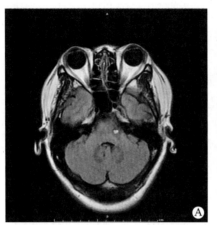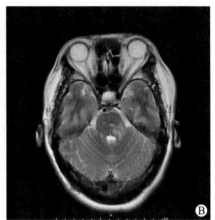
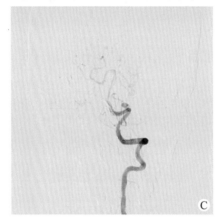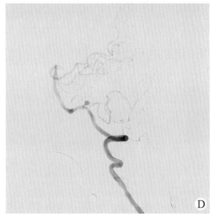

A：头颅 MRI 提示脑桥左侧结节灶，与左侧椎动脉关系密切；B：头颅 MRI 提示脑桥左侧及小脑中脚异常信号；C：左侧椎动脉正位造影；D：左侧椎动脉侧位造影。

图 13 -1　患者术前头颅 MRI 和 DSA 影像

诊疗经过

（1）治疗策略

单纯弹簧圈栓塞动脉瘤。

（2）材料及药物

• 8F 鞘，8F Guiding 导引导管（Envoy），6F 中间导管（通桥

银蛇）；

- 0.035 inch 泥鳅导丝，0.014 inch 微导丝（Synchro-14），弹簧圈微导管（SL-10）；

- 弹簧圈：Target 360-4.5 mm/10 cm，Target 360-4 mm/10 cm，Prime 2D-3.5 mm/5 cm，Prime 2D-2 mm/6 cm，Jasper-1.5 mm/3 cm；

- 造影剂；

- 肝素；

- 血管缝合器。

（3）手术过程

患者取平卧位，全身麻醉成功后，双侧腹股沟区消毒铺巾，以 Seldinger 技术穿刺右侧股动脉，成功置入 8F 股动脉鞘。全身肝素化，手术过程中活化部分凝血活酶时间维持在正常水平的 2～3 倍。

在 150 cm 超滑泥鳅导丝的导引下，将 8F Guiding 导管套 6F 银蛇中间导管同轴上行，中间导管末端置于左侧椎动脉 V4。行 3D 造影并重建，测量动脉瘤直径约 4.8 mm×4.6 mm，瘤颈宽 1.7 mm。

调整合适的工作角度，在路图导引下，由 Synchro-14 微导丝将 SL-10 微导管超选入动脉瘤中，位置满意后，撤出微导丝备用。先经 SL-10 微导管释放第 1 枚 Target 360-4.5 mm/10 cm 弹簧圈，成篮良好，手推造影显示左侧 PICA 通畅，解脱后依次送入 Target 360-4 mm/10 cm、Prime 2D-3.5 mm/5 cm 和 Prime 2D-2 mm/6 cm 弹簧圈，最后以两枚 Jasper-1.5 mm/3 cm 收尾栓塞瘤颈。工作位及标准正侧位造影显示动脉瘤填塞完全，载瘤动脉通畅（图 13－2）。

顺利撤出各级导管系统，拔除动脉鞘，穿刺点用血管缝合器缝合止血满意后，加压压迫穿刺点，足背动脉搏动良好，结束手术。

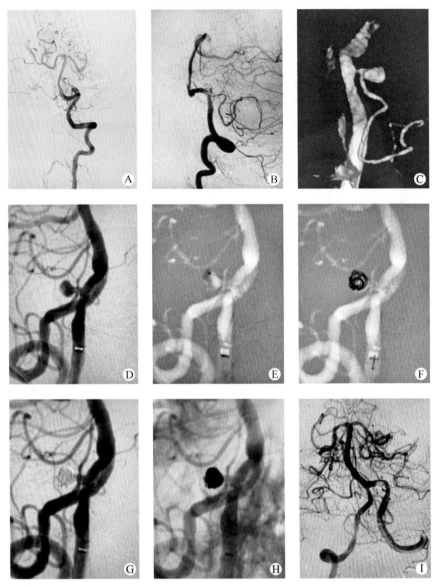

　　A：术前正位造影；B：术前侧位造影；C：术前3D重建结果；D：中间导管置于左侧椎动脉V4段，并工作位造影；E：在路图导引下，弹簧圈微导管顺利进入动脉瘤中，位置良好；F：送入首枚成篮圈，成篮良好，左侧PICA通畅；G：动脉瘤栓塞满意，工作位造影，左侧PICA通畅；H：动脉瘤栓塞满意，骨窗未减影像显示动脉瘤密实填塞；I：术后标准正位造影，动脉瘤填塞满意，左侧PICA通畅。

图 13-2　单纯弹簧圈栓塞动脉瘤

（4）术后处理

术后患者神志清楚，对答切题，双侧瞳孔等大等圆，对光反射灵敏，四肢肌力同术前。患者于术后 3 天出院，外院继续康复治疗。术后 3 天复查头颅 CT 见图 13 - 3，术后半年复查 DSA 见图 13 - 4。

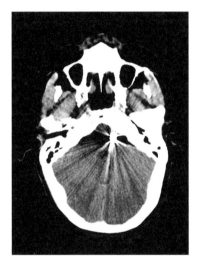

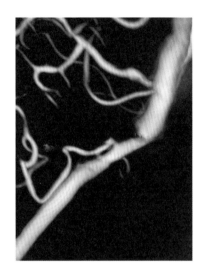

图 13 - 3　术后 3 天复查头颅 CT　　　图 13 - 4　术后半年复查 DSA，3D 重建结果显示动脉瘤治愈，左侧 PICA 通畅

讨论与分析

（1）背景

PICA 动脉瘤临床发病率占所有颅内动脉瘤的 0.5%~3.0%，占后循环动脉瘤的 20%，占椎动脉动脉瘤的 74%，是后循环动脉瘤的好发部位。PICA 动脉瘤女性多见，大部分位于 PICA 近端。多发生于左侧，可能与左椎动脉口径较粗、血流量较大有关。PICA 动脉瘤以小型动脉瘤为主，首发症状多为蛛网膜下腔出血。目前，PICA 动脉瘤发病原因尚不清楚，与创伤和感染等有关，常与动静脉畸形伴发，推测血流动力学因素也是导致动脉瘤发生的重要原因。

目前，临床上处理 PICA 动脉瘤的方法主要有开颅夹闭和血管内介入治疗，Matsushima 等报道，PICA 动脉瘤开颅夹闭并发症发生率12.5%，而介入治疗因不需要牵拉周围神经组织，使得并发症发生率大大降低。Peluso 等报道，介入治疗 PICA 动脉瘤的并发症发生率仅为3.7%。《颅内动脉瘤血管内介入治疗中国专家共识(2013)》建议对于血管内介入治疗及显微外科手术均适合的患者应该优先考虑血管内治疗。

（2）血管内介入治疗策略

PICA 动脉瘤根据所在位置差异，处理策略也不尽相同。根据 PICA 与小脑和延髓的走行关系，Lister 将 PICA 分为5段：延髓前段、延髓外侧段、扁桃体延髓段、带帆扁桃体段及皮质段。Orakcioglu 等在上述 PICA 分段的基础上将 PICA 分为近端（延髓前段和延髓外侧段）、过渡段（扁桃体延髓段）、远端（带帆扁桃体段和皮质段）。近端有较多穿支血管供应脑干，过渡段偶有供应脑干的穿支发出，远端则没有穿支发出。因此，在治疗近端 PICA 动脉瘤时，必须谨慎防止供应脑干的穿支血管闭塞并确保载瘤血管的通畅，否则可能引起严重的神经功能障碍，除了引起小脑梗死外，还可能出现延髓外侧部梗死而出现 Wallenberg 综合征。所以 PICA 近端动脉瘤的血管内介入治疗必须保护载瘤动脉，可进行单纯弹簧圈栓塞或支架辅助弹簧圈栓塞术。单纯弹簧圈栓塞过程相对简单，主要难点在于如何通过迂曲的血管安全到达动脉瘤瘤腔。而支架辅助弹簧圈栓塞常有一定难度，因为 PICA 与椎动脉的夹角较小，载瘤动脉直径亦较小，部分患者需双侧股动脉穿刺和双侧椎动脉入路，经对侧椎动脉通过翻山技术进行支架导管的超选。应尽量选择稍长一点的支架，避免支架随着血流搏动由较细的血管向较粗的血管内移位（从 PICA 移位至椎动脉）。

介入治疗远端 PICA 动脉瘤既可以采用保留载瘤血管的单纯栓塞，也可以采用闭塞载瘤血管的方法。远端 PICA 没有供应脑干的穿支血管，且与对侧 PICA、同侧小脑上动脉、小脑前下动脉有广泛的吻合，因此远端载瘤动脉闭塞后，可以通过软膜血管的侧支循环逆向充盈代偿。即使部分栓塞后出现小脑梗死，由于其范围有限，不会出现严重临床症状。采用弹簧圈栓塞或是 Oynx 胶栓塞治疗 PICA 远端动脉瘤尚存在争议。尽管 PICA 远端没有供应脑干的穿支，但仍可能与皮质侧支血管相交通。一旦 Oynx 胶过度弥散，闭塞周边沟通吻合的正常血管，将引起相应的神经功能障碍。因此只有当 SAH 患者急需治疗而微导管到达动脉瘤腔困难时，才会采取 Oynx 胶栓塞载瘤动脉。当采用 Oynx 胶栓塞时，须控制近端反流程度，若微导管近端 Onyx 胶反流过多，可能引起拔管困难，强行拔管可能会引起出血。

　　总之，血管内治疗 PICA 动脉瘤是一种安全有效的治疗方法，其具体栓塞方式应视动脉瘤位置而定。

参考文献

[1] PELUSO J P, VAN ROOIJ W J, SLUZEWSKI M, et al. Posterior inferior cerebellar artery aneurysms: incidence, clinical presentation, and outcome of endovascular treatment. AJNR Am J Neuroradiol, 2008, 29(1): 86-90.

[2] XU F, HONG Y, ZHENG Y, et al. Endovascular treatment of posterior inferior cerebellar artery aneurysms: a 7-year single-center experience. Journal of Neurointerventional Surgery, 2017, 9(1): 45-51.

[3] CHO K C, KIM Y B, SUH S H, et al. Multidisciplinary management for the treatment of proximal posterior inferior cerebellar artery aneurysms. Neurological Research, 2017, 39(5): 403-413.

[4] LI X E, WANG Y Y, LI G, et al. Clinical presentation and treatment of distal

posterior inferior cerebellar artery aneurysms: report on 5 cases. Surgical Neurology, 2008, 70(4): 425 – 430.

[5] DINICHERT A, RüFENACHT D A, TRIBOLET N. Dissecting aneurysms of the posterior inferior cerebellar artery: report of four cases and review of the literature. Journal of Clinical Neuroscience: Official Journal of The Neurosurgical Society of Australasia, 2000, 7(6): 515 – 520.

[6] TOKIMURA H, YAMAHATA H, KAMEZAWA T, et al. Clinical presentation and treatment of distal posterior inferior cerebellar artery aneurysms. Neurosurgical Review, 2011, 34(1): 57 – 67.

[7] SUGIYAMA S S, MENG H, FUNAMOTO K, et al. Hemodynamic analysis of growing intracranial aneurysms arising from a posterior inferior cerebellar artery. World Neurosurgery, 2012, 78(5): 462 – 468.

[8] MATSUSHIMA T, MATSUKADO K, NATORI Y, et al. Surgery on a saccular vertebral artery-posterior inferior cerebellar artery aneurysm via the transcondylar fossa (supracondylar transjugular tubercle) approach or the transcondylar approach: surgical results and indications for using two different lateral skull base approaches. Journal of Neurosurgery, 2001, 95(2): 268 – 274.

[9] 黄清海, 杨鹏飞. 颅内动脉瘤血管内介入治疗中国专家共识(2013). 中华医学杂志, 2013, 93(39): 3093 – 3103.

[10] LISTER J R, RHOTON A L JR, MATSUSHIMA T, et al. Microsurgical anatomy of the posterior inferior cerebellar artery. Neurosurgery, 1982, 10(2): 170 – 199.

[11] ORAKCIOGLU B, SCHUKNECHT B, OTANI N, et al. Distal posterior inferior cerebellar artery aneurysms: clinical characteristics and surgical management. Acta Neurochirurgica, 2005, 147(11): 1131 – 1139.

[12] KIM J S. Pure lateral medullary infarction: clinical-radiological correlation of 130 acute, consecutive patients. Brain: a journal of neurology, 2003, 126 (Pt 8): 1864 – 1872.

笔记

［13］WU Q, WANG H D, ZHANG Q R, et al. Parent artery occlusion with Onyx for distal aneurysms of posterior inferior cerebellar artery：a single-centre experience in a series of 15 patients. Neurology India, 2013, 61（3）：265 – 269.

［14］CHEN Z, YANG Y, MIAO H, et al. Endovascular treatment of ruptured peripheral intracranial aneurysms. Neurosciences（Riyadh）, 2012, 17（2）：133 – 138.

【周明辉　朱明欣　曾亮】

笔记

第 14 章
支架辅助弹簧圈栓塞治疗
复杂动脉瘤（后循环）

病历摘要

一般情况：患者男性，37 岁。

主诉：突发头痛 4 天。

现病史：4 天前患者无明显诱因出现左侧颞枕部牵扯痛、阵发性加重，伴出汗。无恶心、呕吐，无发热，意识障碍，无大小便失禁。肢体活动正常，休息后头痛未见改善，为求进一步诊治来我院急诊就诊。头颅 CT 平扫示左侧大脑脚旁结节状高密度影（直径约 13 mm）。急诊以"头痛原因待查"收治入院。患者起病以来神志清楚，精神睡眠差，饮食一般，大小便正常，体力下降，体重无明显变化。

既往史：体健。否认糖尿病、冠心病、传染病及家族遗传病史，否认脑外伤、脑血管病病史，否认服用精神类药物史。无明确药物及食物过敏史。

入院查体：T 36.1 ℃，P 77 次/分，BP 134/80 mmHg，神清语利，双侧瞳孔等大等圆，直径约 2.5 mm，对光反射灵敏，无复视及视野缺损。四肢肌力及肌张力正常，腱反射对称，脑膜刺激征阴性，双侧病理征阴性。

实验室或影像学检查：

血常规、尿常规、肝肾功能电解质、凝血常规、输血全套、心电图和胸片检查未见异常。

头颅 CTA（图 14 - 1）提示：左侧大脑后动脉 P2 段走行迂曲，局部管腔扩张，大小约 8.0 mm × 19.9 mm，多考虑动脉瘤样扩张。

脑血管 DSA 提示：左侧大脑后动脉 P2 段梭形占位，直径约 11.6 mm × 23.5 mm，考虑梭形动脉瘤。

临床诊断：左侧大脑后动脉 P2 段大型梭形动脉瘤。

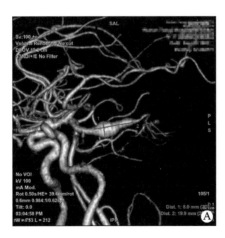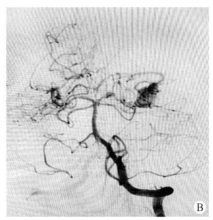

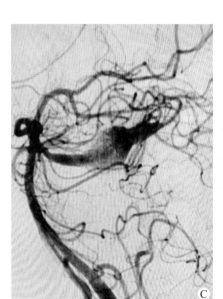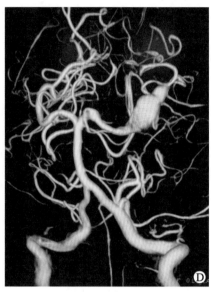

A：头颅 CTA 提示左侧大脑后动脉 P2 段梭形动脉瘤；B：左侧椎动脉正位造影；C：左侧椎动脉侧位造影；D：左侧椎动脉造影三维重建。

图 14 -1　患者术前头颅 CTA、DSA 及三维重建影像

诊疗经过

（1）治疗策略

支架结合弹簧圈栓塞动脉瘤。

（2）材料及药物

• 6F 鞘，8F 鞘，6F 长鞘 80 cm，6F 导引导管（Envoy），6F 中间导管（Sofia）；

• 0.035 inch 泥鳅导丝，0.014 inch 微导丝（Synchro-14/ Traxcess-14），支架微导管（Prowler Select Plus），弹簧圈微导管（Headway-17），弹簧圈微导管（SL-10）；

• 支架：Enterprise Ⅱ 4.0 mm×39 mm；

• 弹簧圈：MicroPlex 18-12 mm/43 cm，MicroPlex 10-10 mm/

36 cm，MicroPlex 10-9 mm/33 cm，MicroPlex 10-8 mm/25 cm，MicroPlex 10-7 mm/22 cm，APB-6 mm/20 cm，APB-4 mm/8 cm，Target 360-4 mm/8 cm，Target 360-3 mm/10 cm；

- 造影剂；
- 肝素、阿司匹林和硫酸氢氯吡格雷（波立维）；
- 血管缝合器。

（3）手术过程

术前给予患者阿司匹林 100 mg/d，氯吡格雷 75 mg/d，连续使用 3 天。全身麻醉成功后，双侧股动脉穿刺，右侧和左侧分别置入 8F 和 6F 动脉鞘，全身肝素化，手术过程中活化部分凝血活酶时间维持在正常水平的 2～3 倍。6F Sofia 导管和 6F Envoy 导管分别在 0.035 inch 导丝导引下置入左侧和右侧椎动脉 V4 段近颅底水平，行旋转造影并三维重建。调整合适的工作角度，测量动脉瘤大小和载瘤动脉近端和远端的直径。在路图导引下，由 0.014 inch 的微导丝将 Prowler Select Plus 微导管超选入左侧大脑后动脉 P2 段远端，撤出微导丝，接高压肝素盐水持续稳定滴注备用。在路图指示下，微导丝将 Headway-17 微导管从左侧椎动脉超选入动脉瘤中，然后用另一微导丝将 SL-10 微导管从右侧椎动脉超选入动脉瘤中，位置满意后，撤出微导丝备用。先从 Headway-17 微导管释放第一枚弹簧圈，然后将 SL-10 微导管调整到动脉瘤的远端。再将 Enterprise Ⅱ 支架经 Prowler Select Plus 微导管缓慢从 P2 段释放 P1 段，完全覆盖动脉瘤颈。再经动脉瘤内预置的 Headway-17 微导管和 SL-10 微导管交替送入数枚弹簧圈，栓塞动脉瘤的中部和远端；将 Headway-17 微导管退至动脉瘤近端，再经 Headway-17 微导管释放数枚弹簧圈，栓塞动脉瘤近端。工作位及标准正常位造影显示动脉瘤填塞完全，载瘤动脉通畅。顺利撤出各级导管系统，结束手术（图 14 - 2）。

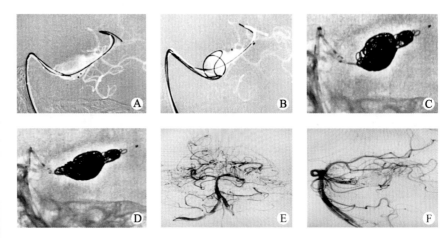

A：支架微导管超选入左侧大脑后动脉 P2 段远端，两根弹簧圈微导管分别超选入动脉瘤中；B：调整一根弹簧圈微导管进入动脉瘤远端上部；C：弹簧圈栓塞动脉瘤的中部和远端；D：弹簧圈栓塞动脉瘤的近端；E，F：术后正位和工作位造影显示动脉瘤密实栓塞，载瘤动脉通畅。

图 14 - 2　支架结合弹簧圈栓塞动脉瘤

（4）术后处理

术后患者神志清楚，对答切题，双侧瞳孔等大等圆，对光反射灵敏。四肢肌力 V 级，四肢肌张力无明显异常。替罗非班 4 mL/h，泵至次日早晨。口服双联抗血小板聚集药物（阿司匹林 100 mg/d + 氯吡格雷 75 mg/d）后 2 小时停止。口服拜阿司匹林 100 mg/d，使用 6 个月；氯吡格雷 75 mg/d，服用 6 周。患者于术后 5 天康复出院。

讨论与分析

（1）背景

大脑后动脉（posterior cerebral artery，PCA）动脉瘤的发病率较低，占全部颅内动脉瘤的 0.7%～2.3%。据统计 PCA 动脉瘤各段的发病率分别为：P1 段 26% 、P1 ~ P2 交接处 16% ， P2 段 45% ~ 56% ，其余远端部位合计 13% 。与颅内其他位置的动脉瘤不同，PCA 动脉瘤患者多见于青年人，在囊状动脉瘤中，大型、巨大型动脉瘤所占的比例高、出血比例高；而在非囊性动脉瘤中包括假性、夹层动脉瘤等的比例高于前循环动脉瘤。

巨大动脉瘤在 PCA 的发生率高达 23% ，且多为夹层动脉瘤，可能是由后交通动脉的血流形成的剪切力导致血管内皮损伤；或者是外伤时，锐利的硬脑膜缘对 PCA 的拉伸或卡压进而导致血管壁损伤。破裂 PCA 夹层动脉瘤起病一般为动脉瘤破裂导致 SAH、脑室或脑实质出血；部分未破裂动脉瘤体积较大，可出现占位效应，患者多以头痛症状就诊。因为解剖位置较深，暴露困难，手术区域狭窄，周边结构复杂，开颅手术治疗难度较大，常累及重要穿支动脉。文献报道外科治疗 PCA 动脉瘤的致残率和致死率分别为 13% 和 19% 。随着神经介入技术和材料的不断发展，血管内治疗安全微创，到达 PCA 的途径相对容易，已成为治疗 PCA 动脉瘤的首选方法。

（2）治疗策略

PCA 动脉瘤治疗方式与其解剖分段相关，术前需评估动脉瘤所在分段和载瘤动脉情况。Zeal 和 Rhoton 将 PCA 分为四段：交通前段（P1 段）指 PCA 起点到后交通动脉连接处；环池段（P2 段）分为近端（P2A 段）及远端（P2P 段），PCA 绕大脑脚走行于大脑脚池为 P2A 段，再向后进入环池至颞下分支起始部止为远端（P2P 段）；四叠体段（P3 段）指 PCA 绕顶盖，从中脑后缘向后走行至丘脑枕处，以及外侧膝状体下方，在四叠体池的一段；距裂段（P4 段）指 P3 段末端向后上方发出的顶枕动脉和距状沟动脉。PCA 的解剖学特点决定了 PCA 动脉瘤形态学特点、高发部位和不同的血管内治疗方案。

　　PCA 动脉瘤主要集中于 P1 和 P2 段，而这两段正位于脚间池内，紧贴脑干，毗邻基底动脉顶端，有中央穿支、丘脑后穿动脉、丘脑膝状体动脉和脉络膜后内/外侧动脉，上述分支血管一旦闭塞可能导致严重的神经功能障碍，栓塞动脉瘤并保持载瘤动脉通畅是主要目标。故对于 P1 段，如果是单纯囊状动脉瘤一般可行单纯弹簧圈囊内栓塞术；对于 P1 段夹层动脉瘤或 P1～P2 交界处宽颈动脉瘤，一般需采用支架辅助弹簧圈动脉瘤栓塞术。该患者属于 P1～P2 交界处梭形动脉瘤，使用支架辅助弹簧圈栓塞，术后临床及影像学随访未见动脉瘤复发、出血及新发神经功能障碍。该患者使用了支架后释放技术，即支架导管和弹簧圈导管到位后，先用弹簧圈部分填塞或完全填塞动脉瘤，再半释放或完全释放支架，使用支架将突出到载瘤动脉内的弹簧圈压回到动脉瘤瘤腔或瘤颈内。该技术既可以提高动脉瘤瘤颈的金属覆盖率，有助于瘤颈的塑形，同时确保载瘤动脉通畅。此外还可以利用支架对可能存在的载瘤动脉管壁病变进行加固治疗，这些对夹层动脉瘤的处理尤为重要。

　　位于 P2P 段以远的动脉瘤，多为夹层动脉瘤，其供血区逐渐形成丰富的侧支代偿。如果仅做选择性栓塞有可能复发或再通；因此临床上较多选择动脉瘤与载瘤动脉同时栓塞的方式。Johnson 等报道在动脉瘤近端放置血流导向装置（pipeline embolization device, PED），使动脉瘤和作为载瘤动脉的顶枕动脉逐渐闭塞。因为不是即刻栓塞载瘤动脉，所以在载瘤动脉逐渐闭塞的过程中，有足够的侧支血管形成而避免发生梗死并发症。6 个月后随访，栓塞后载瘤动脉的供血区域未见梗死。多项研究针对 P2 段及其远端动脉瘤的血管内治疗：包括 84 例 P2 段及其远端动脉瘤病例，其中 65 例采用动脉瘤联合载瘤动脉同时闭塞的手术方式。有 2 例患者出现一侧

笔记

肢体轻度乏力（发生率为2.38%），但在随访结束时均恢复了正常工作能力。因此，动脉瘤联合载瘤动脉栓塞的治疗方式安全有效，为P2段及其远端动脉瘤的首选治疗措施。此外，Van Rooij 等建议在闭塞载瘤动脉前，进行球囊闭塞试验（balloon occlusion test, BOT）；闭塞P2段后动脉瘤载瘤动脉时，动脉瘤位置越远，发生术后远端脑梗死的概率越高，这与代偿血管的减少相关。大型动脉瘤的瘤体内一般含有血栓，术后受血流冲击的影响，复发概率高于小、中型动脉瘤。因此，不论采用何种治疗策略，PCA 动脉瘤治疗后，都建议定期随访。

参考文献

[1] MAILLO A, DÍAZ P, MORALES F. Dissecting aneurysm of the posterior cerebral artery：spontaneous resolution. Neurosurgery, 1991, 29(2)：291 – 294.

[2] HALLACQ P, PIOTIN M, MORET J. Endovascular occlusion of the posterior cerebral artery for the treatment of p2 segment aneurysms：retrospective review of a 10-year series. Ajnr American Journal of Neuroradiology, 2002, 23(7)：1128 – 1136.

[3] COERT B A, CHANG S D, DO H M, et al. Surgical and endovascular management of symptomatic posterior circulation fusiform aneurysms. Journal of Neurosurgery, 2007, 106(5)：855 – 865.

[4] BISARIA K K. Anomalies of the posterior communicating artery and their potential clinical significance. Journal of Neurosurgery, 1984, 60(3)：572 – 576.

[5] ZEAL A A, RHOTON A L JR. Microsurgical anatomy of the posterior cerebral artery. Journal of Neurosurgery, 1978, 48(4)：534 – 559.

[6] VISHTEH A G, SMITH K A, MCDOUGALL C G, et al. Distal posterior cerebral artery revascularization in multimodality management of complex peripheral posterior cerebral artery aneurysms：technical case report. Neurosurgery, 1998, 43(1)：166 – 170.

［7］ FERRANTE L, ACQUI M, TRILLÒ G, et al. Aneurysms of the posterior cerebral artery: do they present specific characteristics? Acta Neurochirurgica, 1996, 138(7): 840－852.

［8］ HAMADA J, MOTOHIRO M, YANO S, et al. Clinical features of aneurysms of the posterior cerebral artery: a 15-year experience with 21 cases. Neurosurgery, 2005, 56(4): 662－670.

［9］ WANG H, DU R, JOEL S, et al. Dissecting aneurysms of the posterior cerebral artery: current endovascular/surgical evaluation and treatment strategies. Neurosurgery, 2012, 70(6): 1581－1588.

［10］ LIU L, HE H, JIANG C, et al. Deliberate parent artery occlusion for non-saccular posterior cerebral artery aneurysms. Interv Neuroradiol, 2011, 17(2): 159－168.

［11］ KASHIWAZAKI D, USHIKOSHI S, ASANO T, et al. Endovascular treatment for aneurysms of the posterior cerebral artery: 12 years' experience with 21 cases. Acta Neurochirurgica, 2011, 153(11): 2151－2158.

［12］ 黄啸元, 冯冠军, 吴红星, 等. 血管内介入治疗大脑后动脉夹层动脉瘤. 中国介入影像与治疗学, 2021, 18(3): 133－136.

［13］ 纪文军, 康慧斌, 孙立倩, 等. 未破裂大脑后动脉夹层动脉瘤的血管内治疗. 中国卒中杂志, 2015, (11): 918－922.

［14］ TERASAKA S, SAWAMURA Y, KAMIYAMA H, et al. Surgical approaches for the treatment of aneurysms on the P2 segment of the posterior cerebral artery. Neurosurgery, 2000, 47(2): 364－366.

［15］ 金孟浩, 孙孟坊, 王丰. 大脑后动脉动脉瘤的血管内治疗. 中华神经外科杂志, 2018, 34(2): 177－179.

［16］ HALLACQ P, PIOTIN M, MORET J. Endovascular occlusion of the posterior cerebral artery for the treatment of p2 segment aneurysms: retrospective review of a 10-year series. Ajnr American Journal of Neuroradiology, 2002, 23(7): 1128.

［17］ 李吻, 赵瑞, 洪波, 等. 血管内治疗大脑后动脉动脉瘤的疗效. 中华神经外

笔记

科杂志，2015，31（5）：436－439.

［18］李辉，段传志，李西锋，等. 血管内治疗大脑后动脉夹层动脉瘤. 中华神经外科杂志，2015，31（7）：712－715.

［19］赵瑞，李吻，洪波，等. 支架辅助弹簧圈治疗大脑后动脉复杂动脉瘤的初步经验. 中国脑血管病杂志，2011，8（9）：482－486.

［20］COTRONEO E，GIGLI R，GUGLIELMI G. Endovascular occlusion of the posterior cerebral artery in the treatment of p2 ruptured aneurysms. Interventional Neuroradiology，2007，13（2）：127－132.

［21］LV X，LI Y，YANG X，et al. Potential proneness of fetal-type posterior cerebral artery to vascular insufficiency in parent vessel occlusion of distal posterior cerebral artery aneurysms. Journal of Neurosurgery，2012，117（2）：284－287.

［22］LUO Q，WANG H，XU K，et al. Endovascular treatments for distal posterior cerebral artery aneurysms. Turkish Neurosurgery，2012，22（2）：141－147.

［23］LI Y，LV X，JIANG C. Endovascular treatment of posterior cerebral artery aneurysms. Neuroradiology Journal，2008，21（1）：128－136.

［24］ZHAO Z W，DENG J P，GAO L，et al. Endovascular management of posterior cerebral artery aneurysms initial experience. Interventional Neuroradiology，2008，14（3）：253－258.

［25］JOHNSON A K，TAN L A，LOPES D K，et al. Progressive Deconstruction of a distal posterior cerebral artery aneurysm using competitive flow diversion. Neurointervention，2016，11（1）：46－49.

［26］VAN ROOIJ W J，SLUZEWSKI M，METZ N H，et al. Carotid balloon occlusion for large and giant aneurysms：evaluation of a new test occlusion protocol. Neurosurgery，2000，47（1）：116－121.

【吴增宝　朱明欣　曾亮】

第 15 章
血流导向介入栓塞治疗巨大动脉瘤

病历摘要

一般情况： 患者女性，52 岁。

主诉： 左眼视力下降半年余。

现病史： 患者诉半年前无明显诱因出现左眼视力下降，无重影无头晕头痛等不适，于当地医院行脑血管造影检查提示颅内动脉瘤，具体不详。现患者为求进一步治疗来我院，门诊以"动脉瘤"收入我科。起病以来，患者精神、饮食尚可，大小便正常，体力、体重较前无改变。

既往史： 鼻炎病史，吸入沙丁胺醇治疗；高血压病史，口服氨氯地平及氯沙坦钾片治疗；"胆汁反流性胃炎"病史，具体不详。

否认糖尿病、冠心病、传染病及家族遗传病史，否认食物药物过敏史；否认手术外伤史。

入院查体：T 36.5 ℃，P 80 次/分，R 18 次/分，BP 130/80 mmHg。神志清楚，检查合作，双侧瞳孔等大等圆，直径约 2.5 mm，对光反射存在，左眼前 10 cm 可视指数，右眼视物清楚。颈软，胸部呼吸平稳，腹部无压痛，四肢活动可，生理反射存在，病理反射未引出。

实验室或影像学检查：

血常规：血红蛋白 107.0 g/L↓，红细胞比容 34.7%↓，平均红细胞体积 71.0 fL↓，平均血红蛋白含量 21.9 pg↓，平均血红蛋白浓度 308 g/L↓；肾功能：肌酐 103 μmol/L↑，尿酸 402.0 μmol/L↑，碳酸氢根 20.9 mmol/L↓，eGFR（基于 CKD-EPI 方程）54.0 mL/（min·1.73 m²）↓；肝功能：乳酸脱氢酶 133 U/L↓，余未见异常。凝血功能、输血前全套未见异常。

心电图：窦性心率，ST 段改变。

胸片：双肺纹理增强，建议必要时进一步检查。

术前头部 MRI 平扫+增强：鞍上占位，考虑动脉瘤可能，不除外肿瘤性病变伴出血（图 15-1）。

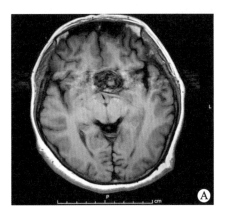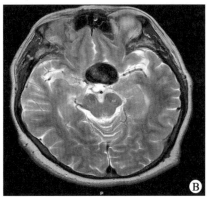

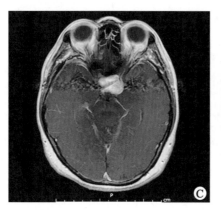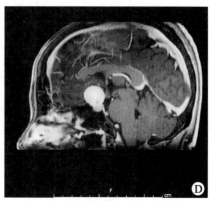

A：T_1WI 像；B：T_2WI 像；C：增强像（轴位）；D：增强像（矢状位）。

图 15 - 1　术前头部 MRI 平扫 + 增强

术前头颈部 CTA：左侧颈内动脉床突上段巨大囊袋状突起，考虑动脉瘤（图 15 - 2）。

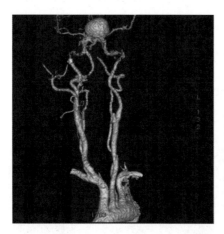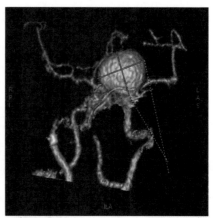

图 15 - 2　术前头颈部 CTA

术前 DSA 检查：左侧颈内动脉 C6 ~ C7 段巨大动脉瘤（图 15 - 3）。

临床诊断：左侧颈内动脉床突上段巨大动脉瘤，肾功能异常。

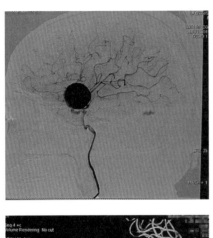
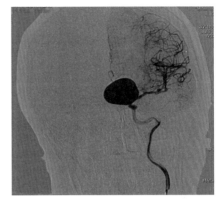
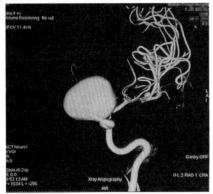
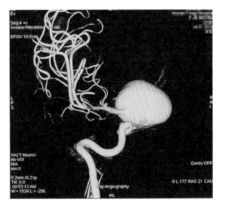

图 15 - 3 术前 DSA 检查

诊疗经过

手术经过:

患者取平卧位,全身麻醉成功后,双侧腹股沟区消毒铺巾,左右侧股动脉分别行 Seldinger 穿刺,左侧置入 8F 动脉鞘,右侧置入 6F 动脉鞘。在 150 cm 超滑泥鳅导丝的导引下,将 8F Guiding 加 6F Sofia 经右侧股动脉穿刺鞘超选至左侧颈内动脉海绵窦段。行正侧位和 3D 血管造影,显示左侧颈内动脉床突上端动脉瘤,瘤体最大径约 29 mm×24 mm。选取合适的工作角度,在路图导引下,由微导丝将 T-track 支架微导管经瘤内成祥技术越过动脉瘤至大脑中动脉

155

M2 段远端，解袢后撤出微导丝，接高压肝素盐水持续稳定滴注备用。然后在 150 cm 泥鳅导丝的导引下，将 6F Guiding 经左侧动脉穿刺鞘超选至左侧颈内动脉岩骨段。在路图指示下，微导丝将 echelon 10 微导管超选入动脉瘤中，撤出微导丝备用，微导管位置满意后填入首枚弹簧圈，在多个投射角度辅助下，将 Tubrige 支架缓慢释放，覆盖动脉瘤颈。经动脉瘤内预置的微导管送入数枚弹簧圈，工作位及标准正常位造影显示动脉瘤填塞完全，载瘤动脉通畅，完全释放支架，造影显示动脉瘤不显影。

顺利撤出各级导管系统，结束手术。拔除动脉鞘，穿刺点缝合止血满意后，加压压迫穿刺点，足背动脉搏动良好。麻醉复苏后，患者意识清醒，对答准确，四肢活动良好。送入原病房，术中持续肝素化，术后继续补液支持治疗，注意足背动脉搏动、神经系统体征和生命体征。

术后康复情况：

术后患者神志清楚，精神可，双侧瞳孔等大等圆，直径约 2.5 mm，对光反射存在，左眼视力同术前，右眼视力正常，颈软，四肢活动可。

术中影像（图 15 - 4）：

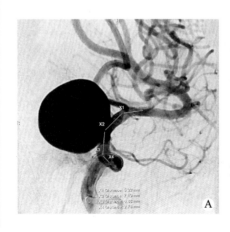
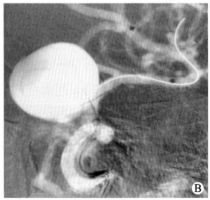

笔记

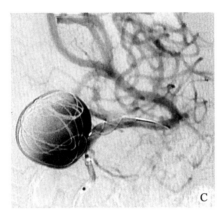
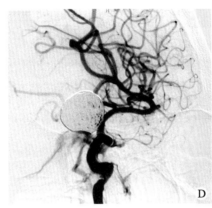

A，B：首次治疗前左侧颈内动脉床突上段巨大动脉瘤；C：术中放置支架及弹簧圈填塞；D：术后动脉瘤完全闭塞，载瘤动脉通畅。

图 15 - 4　术中影像

术后复查影像：

介入术后 1 年，2021 年 5 月 14 日查头颅 MRA 示动脉瘤完全不显影，载瘤动脉通畅（图 15 - 5）。

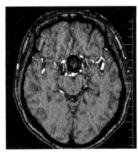
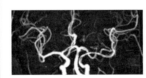
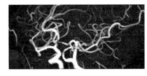

图 15 - 5　术后复查头颅 MRA

讨论与分析

病例特点：

这是 1 例未破裂床突上段巨大动脉瘤介入治疗病例。此患者因视力出现持续下降而于门诊就诊，在检查过程中发现存在巨大动脉

笔记

瘤。经和患者本人及其家属沟通后于 2020 年 12 年 25 日在全身麻醉下行动脉瘤介入手术。

患者术前连续口服 3 日阿司匹林（100 mg 1 次/日）和替格瑞洛（90 mg 2 次/日）；治疗前查血小板图试验：血小板 ADP 抑制率为 45.5%（>30%）和血小板 AA 抑制率为 98.2%（>50%），提示血小板功能在有效抑制范围内。

手术技巧：

血流导向装置（flow diverter，FD）植入治疗颈内动脉床突上段巨大动脉瘤：以往采用常规支架辅助弹簧圈栓塞治疗颅内巨大动脉瘤（giant intracranial aneurysms，GIA）的复发率极高，近年来密网支架在这类动脉瘤治疗中的优势越来越明显。由于密网支架的金属覆盖率较高带来的较强致栓性，术前应该予以充分的双抗准备。此类巨大动脉瘤患者往往血管迂曲程度很高，术中通路系统尽量实现高到位以接近动脉瘤。支架微导管通过瘤体超选到远端血管较困难，常常需要运用瘤内成袢、再解袢等技术。密网支架直径和长度的选择对手术的成败至关重要，取决于对载瘤血管远近端直径和动脉瘤颈的精确测量，在动脉瘤颈的两端密网支架往往比普通支架需要更长的锚定长度。密网支架释放张力较普通支架更高，支架微导管需要走得足够远以在支架释放过程中有充分的余地释放张力，此外缓慢地释放支架也是让支架能充分打开贴壁的重要因素之一。在瘤内填入一部分弹簧圈后再释放支架能对支架起到一定支撑作用，防止支架在释放过程中掉入动脉瘤内。此外由于该动脉瘤有明显的喷射征，如果单纯植入密网支架动脉瘤再出血的概率很高，填入一定量的弹簧圈有助于促进瘤内早期血栓形成，减少动脉瘤再出血风险。

疾病介绍

GIA 指的是瘤体最大直径≥25 mm 的动脉瘤，在颅内动脉瘤中其发生率占 2.0%~13.5%，常发生在颈内动脉海绵窦段、床突旁、大脑中动脉、前交通动脉等部位。常表现为头痛、视物模糊、癫痫等颅内占位效应的症状，以及动脉瘤破裂引起的蛛网膜下腔出血、动脉瘤内血栓脱落导致的脑梗死等。按其形态一般分为：囊状动脉瘤，由小动脉瘤逐渐发展而形成；梭形动脉瘤，由动脉粥样硬化或结缔组织疾病引起的血管扩张进展形成；蛇形动脉瘤，可能由囊状动脉瘤或梭形动脉瘤内的血栓形成和再通而形成。

许多研究报道 GIA 自然预后较差，保守治疗效果欠佳；与小动脉瘤相比，GIA 破裂的可能性更高，5 年破裂风险为 40%，一旦破裂其病死率较高，因此，无论未破裂或破裂动脉瘤都需要早期进行积极治疗。GIA 较普通动脉瘤复杂，血管夹闭术、血运重建术等传统的手术治疗方式的致残率及死亡率均较高，这可能是由于 GIA 的瘤体自身体积大及常伴瘤颈宽大、瘤内血栓、血管粥样硬化等原因。随着介入技术的发展，血管内介入治疗因其微创性、较小的脑组织损伤、较低的致残率，目前已成为治疗 GIA 的有效手段，但其仍存在技术上的难点。

随着临床对颅内动脉瘤发生和发展的深入研究，其治疗理念从单纯通过弹簧圈进行"瘤内填塞"逐步转变至向瘤颈部置入支架"改变血流方向"、促进血管内皮细胞覆盖瘤颈重建血管而达到解剖修复的目的。目前有许多研究报道证实了支架辅助下动脉瘤介入栓塞术在临床治疗中的安全性和可靠性。

对于大型和巨大型动脉瘤，普通支架并不能够阻断血流进入动

笔记

脉瘤内。血流导向装置是具有高金属覆盖率的密网孔支架，其主要作用机制是通过重塑瘤颈口血流，减少入瘤血量，从而促进瘤内血栓形成及瘤颈口内皮化，达到缩小瘤腔治疗动脉瘤的目的。因血流导向装置临床应用的安全性和有效性，其逐渐成为颅内大型、巨大型动脉瘤的治疗手段。目前临床常用的血流导向装置包括 Pipeline、Silk、Surpass、Fred、P64、P48 及国产的 Tubridge 支架等。

一项多中心临床研究发现，血流导向装置治疗大型和巨大型动脉瘤的患者，在术后 6 个月的随访时间里完全栓塞率约 75%。瘤腔在血流导向装置植入后逐步缩小，其导致的颅内占位效应出现缓解。Zhou 等在关于 Tubridge 治疗大型动脉瘤研究中，发现术后平均 19 个月的随访时间里，有 52% 的患者症状完全恢复，24% 症状改善。这些报道说明了血流导向装置在介入治疗动脉瘤中的优势。

由于颅内动脉瘤存在的形态、瘤颈宽度、颅内部位及与周围解剖关系的不同，因此在临床上应用血流导向装置进行治疗时，需根据动脉瘤的特点制定个体化的方案。GIA 因其瘤腔直径较大，动脉瘤的闭塞率较中小型动脉瘤低，因此有研究报道建议在植入血流导向装置的同时，联合瘤腔内填入弹簧圈治疗，可通过弹簧圈的致栓及机械支撑作用提高动脉瘤的闭塞率且降低术后出血风险。另外，血流导向装置联合弹簧圈填塞治疗 GIA，患者术后并发症的产生及死亡率没有明显变化。但也有研究报道，弹簧圈的使用可能会影响支架的贴壁，导致术后载瘤动脉的狭窄甚至闭塞。

综上所述，目前多项临床研究证实了血流导向装置治疗 GIA 的成功率及可靠性，但由于其应用的时间较短，仍需要大量的临床应用研究和远期随访结果来进一步证实。此外，在治疗 GIA 时，须考虑介入操作中支架贴壁的情况、术前充分的抗血小板治疗等，制定个体化的治疗方案，从而最大限度地降低围手术期并发症的发生率，改善患者预后，并定期随访关注患者预后情况。

参考文献

［1］ XU L, DENG X, WANG S, et al. Giant intracranial aneurysms：surgical treatment and analysis of risk factors. World Neurosurg, 2017, 102：293 – 300.

［2］ 李玉龙，方兴根，徐善水. 大型和巨大型动脉瘤血管内治疗的研究进展. 中国微侵袭神经外科杂志，2016, 21(3)：139 – 141.

［3］ 张震宇，蒋秋华，黄锦庆. 颅内巨大动脉瘤诱导式栓塞治疗的临床研究. 中国当代医药，2016, 23(35)：52 – 54.

［4］ CHOI I S, DAVID C. Giant intracranial aneurysms：development, clinical presentation and treatment. Eur J Radiol, 2003, 46(3)：178 – 194.

［5］ WIEBERS D O, WHISNANT J P, HUSTON J 3RD, et al. Unruptured intracranial aneurysms：natural history, clinical outcome, and risks of surgical and endovascular treatment. Lancet, 2003, 362(9378)：103 – 110.

［6］ WANG B, GAO B L, XU G P, et al. Endovascular embolization is applicable for large and giant intracranial aneurysms：experience in one center with long-term angiographic follow-up. Acta Radiol, 2015, 56(1)：105 – 113.

［7］ 曹毅. 支架辅助栓塞在颅内动脉瘤治疗中的应用. 中国卒中杂志，2021, 16(6)：533 – 536.

［8］ 胡航，曹毅，鲍娟. 血流导向装置治疗颅内大型或巨大型动脉瘤的研究进展. 中国卒中杂志，2021, 16(6)：537 – 543.

［9］ LIU J M, ZHOU Y, LI Y, et al. Parent artery reconstruction for large or giant cerebral aneurysms using the tubridge flow diverter：a multicenter, randomized, controlled clinical trial (PARAT). AJNR Am J Neuroradiol, 2018, 39(5)：807 – 816.

［10］ ZHOU Y, YANG P F, FANG Y B, et al. A novel flow-diverting device (Tubridge) for the treatment of 28 large or giant intracranial aneurysms：a single-center experience. AJNR Am J Neuroradiol, 2014, 35(12)：2326 – 2333.

［11］ LIN N, BROUILLARD A M, KRISHNA C, et al. Use of coils in conjunction with

笔记

the pipeline embolization device for treatment of intracranial aneurysms. Neurosurgery, 2015, 76(2): 142-149.

[12] ZHOU Y, WU X, TIAN Z, et al. Pipeline embolization device with adjunctive coils for the treatment of unruptured large or giant vertebrobasilar aneurysms: a single-center experience. Front Neurol, 2020, 11: 522583.

[13] 李静伟, 李桂林, 陈圣攀, 等. 血流导向装置Pipeline联合弹簧圈在治疗颈内动脉大型和巨大型未破裂动脉瘤中的作用. 中国脑血管病杂志, 2018, 15(1): 4-9.

【曾亮　钱晨　朱明欣】

第 16 章
介入栓塞治疗动静脉畸形

病历摘要

一般情况：患者男性，49 岁。

主诉：左枕部疼痛、左眼视物模糊 1 月余。

现病史：患者 1 个月前无明显诱因出现左枕部疼痛，左眼视物模糊，无意识障碍、发热等不适，未行特殊处理。在外院行脑血管检查提示左顶枕叶血管畸形。今为求进一步诊治来我院就诊，门诊以"脑血管畸形"收住院。起病以来，患者精神、睡眠良好，大小便正常，体力、体重无明显变化。

既往史：否认高血压、糖尿病、乙肝、结核病史。近日检查发现反流性食管炎、糜烂性胃炎、肾结石、高脂血症，未予特殊处理，否认食物药物过敏史，否认手术外伤史。

体格检查：患者神志清楚，双侧瞳孔等大等圆，直径约 2.5 mm，对光反射灵敏，双眼视力左/右 1.2/1.5。四肢肌力、肌张力正常，生理反射存在，病理反射未引出。

实验室或影像学检查：外院颅脑 MRI、MRA、DSA 提示左顶枕叶血管畸形。入院查血常规、肝肾功能电解质、凝血功能未见明显异常。甘油三酯：2.11 mmol/L。心电图：①窦性心律；②心电图正常范围。胸片：心、肺、膈未见明显异常。我院全脑血管造影提示左侧大脑中动脉远端畸形血管团，与多支皮层静脉短路。

临床诊断：左侧顶枕叶动静脉畸形；高脂血症；反流性食管炎，糜烂性胃炎；肾结石。

诊疗经过

手术经过：

患者全身麻醉仰卧位，常规双侧腹股沟区消毒铺巾后，以 Seldinger 技术行右侧股动脉穿刺，置入 6F 动脉鞘，全身肝素化。将 6F 导引导管在泥鳅导丝的引导下置于左侧颈内动脉岩骨垂直段，行多角度造影显示左侧大脑中分支供血的血管畸形，依据 3D 造影选择合适的工作角度，在路图下以微导丝引导 MAGIC 微导管超选至血管畸形团附近，再进一步造影见几支明确供应畸形血管团的动脉分别来自大脑中的分支。分别超选入畸形血管团的供血动脉后，根据循环时间选用不同浓度的 Glubran 胶注入。通过多根微导管反复注胶后，畸形血管团主体基本不再显影，未见出血及血栓形成征象，撤出导管，拔出股动脉鞘，血管闭合器封闭股动脉穿刺点，患者带插管返回 ICU。

术中影像（图 16－1）：

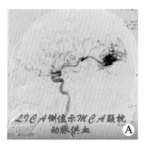
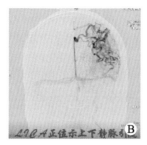
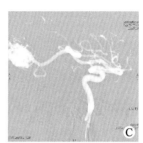

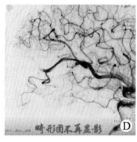
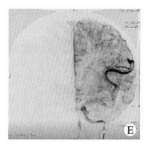

A，B：DSA 显示左顶枕叶 AVM，大脑中颞枕动脉供血，上矢状窦引流 Speztler-Martin（S-M）分级Ⅱ级；C：在工作角度下超选进入大脑中动脉小的供血分支；D，E：连续用 Glubran 胶进行栓塞后，术后即刻造影 AVM 完全栓塞。

图 16－1　手术影像

术后康复情况：

患者神志清，精神、饮食可。查体：生命体征平稳，伤口愈合良好，双侧瞳孔等大等圆，直径约 3 mm，对光反射灵敏，颈软，四肢肌力肌张力正常，生理反射存在，病理反射未引出。

讨论与分析

病例特点：

这是 1 例典型的动静脉畸形介入栓塞治疗的病例。此患者因左枕部疼痛、左眼视物模糊，在检查过程中发现左侧顶枕叶动静脉畸形。完善术前常规检查后，经和患者本人及其家属沟通后在全身麻醉下行动静脉畸形介入栓塞手术。

笔记

手术技巧：

首先通过 3D DSA 分析整个畸形血管团的构筑、供血动脉及引流静脉的情况，制定栓塞治疗的策略，如果畸形血管团体积巨大血管构筑复杂，将选择分期栓塞；如果畸形团中有动脉瘤样结构将是治疗的首选靶点。其次根据供血动脉的管径和迂曲程度选择合适的栓塞治疗路径，如果没有合适的动脉途径，在畸形血管团体积不大，单一引流静脉的情况下也可有选择地经静脉入路进行栓塞。再就是栓塞材料的选择，需要根据微导管超选到位的情况，运用 Onyx 胶栓塞往往需要结合运用"高压锅"技术和头端可脱微导管进行栓塞以保证胶能够弥散得足够远和充分及结束时的安全拔管；使用 Glubran 胶进行栓塞时需要根据超选造影的循环时间选择合适的胶浓度配比使其尽量停留在畸形血管团内部。在注射 Onyx 胶的过程中需要缓慢进行，如果胶流向不对可等待一段时间后再注射；Glubran 胶的注射则需要匀速进行，注射完毕后需要立即拔管，强行拔管有颅内出血风险，任何时间都要做好体内留管的准备。

疾病介绍

脑动静脉畸形（brain arteriovenous malformation，bAVM）是先天性颅内血管发育异常的疾病，病理上表现为由供血动脉、血管畸形团和引流静脉三部分组成，动脉与静脉之间的毛细血管床缺失，形成一个高流量、低阻力的通道，将血液直接从动脉分流到静脉系统。bAVM 的年发病率大约为 1.34/10 万人，其主要临床表现为脑出血、癫痫发作、头痛、神经功能损害；其中脑出血和癫痫最常见，发病年龄多为 20 ~ 40 岁。

脑血管造影被认为是诊断 bAVM 的金标准，其可以明确病灶的形态和位置、引流静脉、供血动脉、畸形相关动脉瘤的形态与部位；同时，对动静脉畸形分级和后续选择相关治疗的方案至关重要。Spetzler-Martin 评分量表根据畸形血管团的直径、深静脉引流、是否涉及脑功能区将 bAVM 分为 Ⅰ ~ Ⅴ级，用于评估手术治疗的风险及术后效果。

目前针对 bAVM 的干预性治疗方式主要包括介入栓塞治疗、立体定向放射外科治疗（伽马刀等）、显微手术切除、复杂病例的综合治疗及保守治疗。许多研究已经证实，显微外科手术在治疗低级别动静脉畸形（Spetzler-Martin Ⅰ 级和 Ⅱ 级）方面优于介入栓塞或放疗。对位于功能区、位置较深、介入栓塞困难或手术风险大的 Ⅳ ~ Ⅴ级 bAVM，放射外科治疗可作为首选的治疗方案。现在对于 bAVM 的治疗选择尚缺乏统一的共识，但治疗的最终目标是要完全消除畸形血管团，降低脑出血风险。

随着血管内治疗技术及栓塞材料的不断发展，介入栓塞因其微创治疗的创伤小、快速闭塞畸形血管团且术中能进行血管造影评估等优点，成为治疗 bAVM 的重要措施之一。

目前关于介入栓塞治疗的材料和手术入路有很多种，常用的栓塞材料包括 NBCA 胶、液体栓塞剂（如 Onyx 胶）和弹簧圈，手术入路包括动脉入路、静脉入路或同时动静脉入路。NBCA 胶能在血液中发生聚合而使血液凝集达到栓塞畸形血管团的目的，其配制简单、栓塞作用持久，但其凝固时间快、易粘连导管，不能长时间注射；Onyx 胶不易粘连导管、可控性好，但其溶剂具有潜在的血管毒性。

本病例栓塞采用的 Glubran 胶（NBCA-MS）是改良的丙烯酸酯类胶，延长了在血液中的聚合时间，使其能够更好地弥散进入畸形血管团中。有文献报道，在小型 bAVM 的介入栓塞中使用 Glubran

笔记

胶安全性高, 治愈率确切。在治疗上, 有观点认为对于小型的、非功能区的 bAVM, 根据患者具体情况可一次性实施完全性栓塞; 而位于脑功能区、脑组织深部及高血流量或大型的 bAVM 可通过分期栓塞或者结合显微手术和立体定向放疗来进行综合治疗。对于 bAVM 级别高、血管结构复杂的患者, 仅靠单一的治疗手段难以实现血管闭塞, 且风险大、预后差, 综合治疗具有明显优势。

血管内治疗的风险包括不完全栓塞、胶反流、颅内出血、血管痉挛和正常灌注压突破而导致的脑肿胀或出血。此外, bAVM 患者栓塞后可能存在复发, 其可能与血管再通、侧支循环开放、小的残余病灶膨大等相关, 建议患者术后定期随访, 术后 1 年行 DSA 检查, 并每年常规复查 1 次。

青少年脑出血常见于 bAVM, 虽目前在其诊断和治疗手段方面取得了飞速发展, 但关于 bAVM 治疗的管理仍然存在挑战。应采取个体化治疗, 根据 bAVM 的部位及大小、供血动脉支数、引流静脉情况, 并结合患者年龄、身体情况等因素, 制定出合适的治疗方案, 减少患者术后并发症, 改善患者预后。

参考文献

[1] 曙君, 白杰. 脑动静脉畸形发病机制相关信号通路研究进展. 内蒙古医科大学学报, 2021, 43(2): 214 – 217.

[2] NOVAKOVIC R L, LAZZARO M A, CASTONGUAY A C, et al. The diagnosis and management of brain arteriovenous malformations. Neurol Clin, 2013, 31(3): 749 – 763.

[3] MOSSA-BASHA M, CHEN J, GANDHI D. Imaging of cerebral arteriovenous malformations and dural arteriovenous fistulas. Neurosurg Clin N Am, 2012, 23(1): 27 – 42.

[4] SOLOMON R A, CONNOLLY E S JR. Arteriovenous malformations of the brain. N

笔记

Engl J Med, 2017, 376(19): 1859 - 1866.

［5］蔚强, 罗俊生. 脑动静脉畸形的介入治疗进展. 中华老年心脑血管病杂志, 2010, 12(8): 765 - 766.

［6］杨俊. 脑动静脉畸形的微创治疗进展. 微创医学, 2018, 13(5): 660 - 662.

［7］LAWTON M T, RUTLEDGE W C, KIM H, et al. Brain arteriovenous malformations. Nat Rev Dis Primers, 2015, 1: 15008.

［8］周溱, 周江, 华赞, 等. 单纯 Onyx 胶栓塞治疗 SM Ⅰ～Ⅳ级脑动静脉畸形疗效的比较. 临床和实验医学杂志, 2013, 12(8): 588 - 590.

［9］王威, 盖延廷, 简新革, 等. 介入栓塞治疗脑动静脉畸形. 中国微创外科杂志, 2019, 19(6): 498 - 501.

［10］张波, 潘顺, 高明清, 等. Glubran2 胶在介入栓塞治疗小型脑动静脉畸形中的应用. 中华神经外科疾病研究杂志, 2016, 15(2): 173 - 174.

［11］刘涛, 姜在波, 李征然, 等. 外周介入治疗中应用 NBCA/Glubran-2 胶的临床经验. 当代医学, 2010, 16(29): 536 - 541.

［12］苏立新, 范新东. 动静脉畸形诊断与介入治疗专家共识. 中国血管外科杂志(电子版), 2020, 12(3): 180 - 184.

【曾亮　钱晨　朱明欣】

第 17 章
血管内介入栓塞治疗
硬脑膜动静脉瘘

病历摘要

一般情况：患者男性，24 岁。

主诉：头痛 2 个月伴右侧突眼颅内杂音半个月。

现病史：患者于 2 个月前右侧额颞受击打致颅脑外伤后出现头痛，以右额颞部为主，胀痛伴恶心呕吐，无意识障碍及大小便失禁，无肢体活动受限及四肢抽搐，期间未予处理，半个月前出现右侧眼睛突出伴颅内杂音。为求进一步诊治，来我院就诊，以"头痛查因"收住入院。起病以来，患者神志清楚，精神一般，睡眠差，饮食一般，大小便正常，体力下降，体重无明显变化。

既往史：体健。否认糖尿病、冠心病、传染病及家族遗传病史；有脑外伤史，否认脑血管病病史；否认服用精神类药物史。无明确药物及食物过敏史。

入院查体：T 36.5 ℃，P 78 次/分，BP 136/82 mmHg，神清语利，双侧瞳孔等大等圆，直径约 2.5 mm，对光反射灵敏，右眼球突出，听诊可闻及杂音，四肢肌力及肌张力正常，脑膜刺激征阴性，双侧病理征阴性。

实验室或影像学检查：

血常规、尿常规、肝肾功能电解质、凝血常规、输血全套、心电图和胸片检查未见异常。

脑血管 DSA 检查提示：右侧颞叶硬脑膜动静脉瘘（dural arteriovenous fistula，DAVF），由右侧颌内动脉返回支供血，右侧脑膜副动脉和右侧脑膜中动脉参与血供，引流到海绵窦、岩下窦和翼丛（图 17 - 1）。

临床诊断：右侧中颅窝 DAVF。

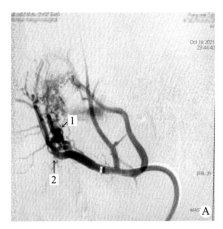
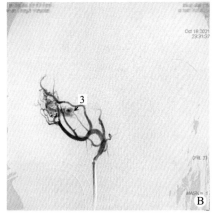

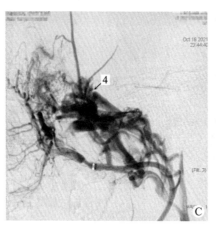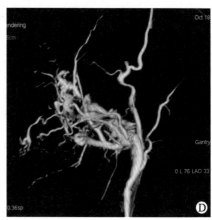

A：显示 DAVF 瘘口 1，由颌内动脉返回支 2 供血；B，C：脑膜副动脉 3 和脑膜中动脉 4 参与供血，引流到海绵窦、岩下窦和翼丛；D：DAVF 三维重建。

图 17 –1　患者术前右侧颈外动脉造影及三维重建影像

诊疗经过

（1）治疗策略

ONYX 结合弹簧圈栓塞 DAVF。

（2）材料及药物

- 8F 鞘，8F 导引导管（Envoy），6F 中间导管（Sofia）；

- 0. 035 inch 泥鳅导丝，0. 014 inch 微导丝（Synchro- 14/Traxcess-14），Headway-duo 微导管，SL-10 微导管；

- 弹簧圈：Target-3 mm/8 cm，APB-2 mm/4 cm，APB-2 mm/4 cm；

- Onyx：2 mL；

- 造影剂；

- 血管缝合器。

（3）手术过程

全身麻醉成功后，股动脉穿刺，右侧置入 8F 动脉鞘，全身肝

素化，手术过程中活化部分凝血活酶时间维持在正常水平的 2~3
倍。将 8F 导引导管在 0.035 inch 导丝导引下置入右侧颈总动脉末
端，撤出导丝，将 6F Sofia 导管置入右侧颌内动脉中部，行旋转
造影并三维重建，了解 DAVF 的位置、形态、供血动脉、引流静
脉、可能瘘口位置、危险血管吻合情况。调整理想的工作角度，
0.014 inch 的微导丝引导 Headway-duo 微导管在路图下置于瘘口附
近。DSA 证实无正常穿支血管存在后，用 10 mL 生理盐水冲洗，在
微导管内缓慢注入二甲基亚砜 0.25 mL，缓慢注入 Onyx 胶直到栓塞
完全。再用 0.014 inch 的微导丝将 SL-10 微导管超选至脑膜中动脉
末端，造影可见瘘口显影，经脑膜中静脉引流到海绵窦；经 SL-10
微导管释放数枚弹簧圈，栓塞瘘口，工作位及标准正常位造影显示
AVF 消失。顺利撤出各级导管系统，结束手术（图 17-2）。

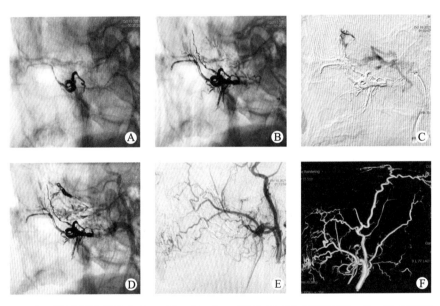

A：微导管缓慢注入 Onyx 胶；B：Onyx 胶栓塞完全下部瘘口；C：微导管超
选至脑膜中动脉末端造影可见瘘口显影，经脑膜中静脉引流到海绵窦；D：微导
管释放数枚弹簧圈栓塞上部瘘口；E，F：术后工作位造影和三维重建显示 DAVF
消失。

图 17-2 Onyx 结合弹簧圈栓塞 DAVF

笔记

（4）术后处理

术后患者神志清楚，对答切题，双侧瞳孔等大等圆，对光反射灵敏，颅内杂音消失，四肢肌力Ⅴ级，四肢肌张力无明显异常。患者于术后 5 天康复出院。

讨论与分析

DAVF 是指发生在硬脑膜及其附属物大脑镰和小脑幕的异常动静脉交通，占颅内血管畸形的 10% ~ 15%，其中占血管畸形引起脑出血发生率约为 6.4%。DAVF 多见于成年人，可发生于硬脑膜的任何部位，以海绵窦、横窦、乙状窦、小脑幕、上矢状窦、窦汇多见，患者常表现为头痛、搏动性耳鸣、突眼、球结膜水肿、癫痫等。病变侵袭程度与皮质静脉回流有关，伴有皮质静脉回流的患者发生非出血性神经功能缺损或颅内出血的概率更高。

（1）发病机制

DAVF 可能的发病机制包括：静脉窦血栓形成，静脉回流受阻，窦内压力升高，促使动静脉间形成短路；头颅创伤、感染等引起的炎症反应促进血管内皮生长因子表达，进而促进毛细血管增生，发生病理性分流；动脉血管肌纤维先天性发育不良，与静脉沟通成瘘；以及体内雌激素变化影响。

（2）临床表现

DAVF 临床表现多样且缺乏特异性，其临床表现既受瘘口的位置和大小影响，也与静脉引流方向和血流量相关。海绵窦区的DAVF，可向海绵窦、眼静脉引流，多会引起突眼及眼结膜充血水肿等症状。静脉窦压力升高、引流静脉扩张使颅内压升高进而导致头痛。动静脉直接相通，会引起血管内血流量增大，引起颅内杂

笔记

音。此外，动静脉瘘引起的盗血效应可能导致耳鸣、癫痫等神经功能障碍。

（3）治疗方法

随着介入技术和栓塞材料的进步，血管内治疗已经成为治疗DAVF的重要组成部分，介入栓塞的目的是封闭动静脉瘘口。根据DAVF的供血动脉的数量和粗细，静脉引流的方式，瘘口大小和血流速度，选择不同的栓塞材料。DAVF的供血动脉和引流静脉可以使用球囊和弹簧圈栓塞。NBCA（α-氰基丙烯酸丁酯）胶是一种黏附性液体永久性栓塞剂，但受到栓塞时间限制，经动脉入路的总体栓塞治愈率较低。Onyx胶是一种由乙烯醇共聚物、二甲基亚砜和钽组成的非黏性液体栓塞剂。其黏性小且聚合慢，内层固化较晚并且具有一定的流动性，可控性较好，能够反复分次推注，充分弥散栓塞剂，可较为理想地闭塞瘘口，达到完全栓塞，进而有效地提高DAVF的治愈率。

DAVF的介入栓塞治疗途径包括：动脉入路、静脉入路和动静脉联合入路。经动脉入路栓塞的特点是简单、直观，导管易到达瘘口，但DAVF可能存在多支供血动脉，而且有些供血动脉较为迂曲纤细，难以一次性完全闭合瘘口；另外，由于"危险吻合"的存在，栓塞剂可通过分支血流反流至颈内动脉或椎动脉重要分支而引起严重并发症。经静脉入路栓塞可以直接闭塞瘘口，栓塞静脉窦和引流静脉，而且避免了经动脉入路因"危险吻合"引起的相关并发症，所以安全性相对较高，也被作为动脉栓塞不全时补救栓塞的重要手段。但静脉途径也有术野不够清晰而导致手术时间长的缺点。在经静脉途径栓塞之前，要仔细分析引流静脉的数量，评估静脉窦被栓塞后，因正常静脉引流被阻断而发生严重并发症的可能性；术中严密监控栓塞剂的弥散速度，确保足够量的胶能够弥散至瘘口及引流静脉的近端。经动静脉联合入路栓塞适用于单独采用经动脉或静脉入路无法有效全面治疗的复杂性瘘口。联合入路可以结合两种治疗入路的优点，降低相关栓塞风险，有效提高治愈率。

综上所述，选择合适的栓塞材料对降低术中栓塞相关并发症、有效提高DAVF治愈率和预防复发起到重要作用。术前充分评估，根据供血动脉数量、粗细，瘘口位置、大小，血流速度，以及静脉引流等综合情形，选择合适的治疗入路，以取得满意的临床效果。

参考文献

[1] LEE S K, HETTS S W, HALBACH V, et al. Standard and guidelines: intracranial dural arteriovenous shunts. Journal of Neurointerventional Surgery, 2015, 9(5): 516 - 523.

[2] CORDONNIER C, AL-SHAHI SALMAN R, BHATTACHARYA J J, et al. Differences between intracranial vascular malformation types in the characteristics of their presenting haemorrhages: prospective, population-based study. Journal of Neurology Neurosurgery & Psychiatry, 2008, 79(1): 47 - 51.

[3] TSAI L K, LIU H M, JENG J S. Diagnosis and management of intracranial dural arteriovenous fistulas. Expert Review of Neurotherapeutics, 2016, 16(3): 307 - 318.

[4] 练学淦, 于苏文, 赵建法, 等. 经静脉途径栓塞32例硬脑膜动静脉瘘. 中华神经医学杂志, 2007, 6(10): 1025 - 1026.

[5] 赵尚峰, 王卫, 梁熙虹, 等. 海绵窦区自发性硬脑膜动静脉瘘血管内治疗研究. 中国卒中杂志, 2021, 16(8): 828 - 833.

[6] 练学淦, 段传志. 硬脑膜动静脉瘘血管内栓塞治疗临床研究——附113例报告. 新医学, 2009, 40(7): 474 - 475.

[7] NOGUEIRA R G, DABUS G, RABINOV J D, et al. Onyx embolization for the treatment of spinal dural arteriovenous fistulae: initial experience with long-term follow-up. Technical case report. Neurosurgery, 2009, 64(1): E197 - 198.

笔记

［8］ BHATIA K D, WANG L, PARKINSON R J, et al. Successful treatment of six cases of indirect carotid-cavernous fistula with ethylene vinyl alcohol copolymer （Onyx） transvenous embolization. J Neuroophthalmol, 2009, 29（1）: 3 – 8.

［9］ 李小辉, 黄戈, 冯正健, 等. Onyx 胶介入栓塞治疗硬脑膜动静脉瘘 19 例疗效分析. 中国微侵袭神经外科杂志, 2016, 21（3）: 119 – 120.

［10］ GANDHI D, ANSARI S A, CORNBLATH W T. Successful transarterial embolization of a Barrow type D dural carotid-cavernous fistula with ethylene vinyl alcohol copolymer （Onyx）. J Neuroophthalmol, 2009, 29（1）: 9 – 12.

［11］ KATSARIDIS V. Treatment of dural arteriovenous fistulas. Current Treatment Options in Neurology, 2009, 11（1）: 35 – 40.

［12］ MILLER T R, GANDHI D. Intracranial dural arteriovenous fistulae: clinical presentation and management strategies. Stroke, 2015, 46（7）: 2017 – 2025.

［13］ ZHANG S, WANG J J, LIU D, et al. Embolization of cavernous sinus dural arteriovenous fistula （csdavf） via transvenous approaches: practice, experience summary and literature review. Journal of Clinical Neuroscience, 2021, 89: 283 – 291.

［14］ WU Z X, JIANG C H, LUO J S. Transvenous embolization of cavernous dural arteriovenous fistulas. Chinese Journal of Neurosurgery, 2003, 20（6）: 718 – 722.

［15］ 刘晓平, 饶强, 李西锋, 等. 硬脑膜动静脉瘘介入栓塞治疗. 中华神经医学杂志, 2011, 10（1）: 63 – 65.

【吴增宝 朱明欣 曾亮】

第 18 章
介入栓塞治疗颈内
动脉海绵窦瘘

病历摘要

一般情况：患者男性，59 岁。

主诉：外伤后复视 3 周，左眼球胀痛 1 周。

现病史：患者 2 个月前自 2 米高处坠落，后枕部着地，当时行清创缝合术，并复查头颅 CT 未见明显颅内出血或骨折征象，3 周前出现视物重影，视力无明显下降，1 周前出现左侧眼球胀痛，伴球结膜充血，门诊行眼眶 MRI（图 18 - 1）：左侧眼上静脉增粗，上直肌受压水肿，左侧海绵窦结构紊乱，考虑左侧颈内动脉海绵窦瘘可能。现患者为求进一步治疗，至我科门诊就诊，门诊以"左侧颈内动脉海绵窦瘘"收入院。起病以来，患者精神、饮食尚可，睡眠欠佳，大小便如常，体力下降，体重无明显变化。

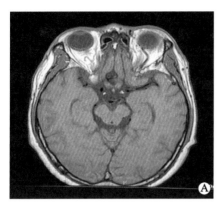
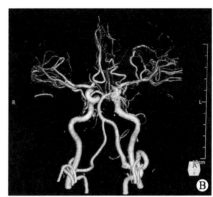
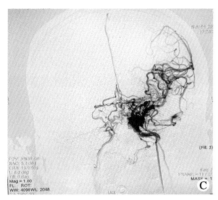
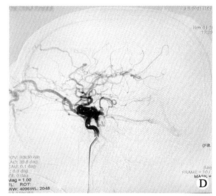

A：眼眶 MRI 提示左侧眼上静脉增粗；B：头颅 CTA 提示左侧颈内动脉海绵窦瘘；C：左侧颈内动脉正位造影；D：左侧颈内动脉侧位造影。

图 18－1　患者术前头颅 MRI、CTA 和 DSA 影像

既往史：否认高血压、冠心病和糖尿病等内科疾病史，乙肝小三阳，否认其他传染病史，2018 年在外院行开胸肺叶切除术，术中有输血史，否认输血不良反应，余无特殊。

入院查体：T 36.7 ℃，P 78 次/分，R 20 次/分，BP 124/83 mmHg。神清语利，双侧瞳孔等大等圆，对光反射灵敏，视物重影，视力 R/L 0.8/0.6，左眼稍突，左侧眼球球结膜充血水肿，左侧眼眶听诊未闻及杂音。心、肺、腹未及明显异常，左侧胸部可见开胸手术瘢痕，四肢肌力、肌张力正常，生理反射存在，病理反射未引出。

实验室或影像学检查：

血常规：中性粒细胞 1.31×10^9/L。

尿常规：尿比重 > 1.03。

凝血四项：凝血酶原时间 14.9 秒↑。

输血前全套八项：乙肝表面抗原定量阳性，乙肝 E 抗体定量阳性，乙肝核心抗体定量阳性。

余血常规、尿常规、生化全套、凝血常规、输血前全套八项等检查未见明显异常。

心电图检查：①窦性心律；②心电图正常范围。

胸片：左肺术后改变，双肺纹理增强。

心脏彩超：升主动脉近端增宽。

头颅 CTA（图 18-1）：左侧颈内动脉海绵窦瘘，左侧大脑前动脉 A1 段纤细。

全脑 DSA（图 18-1）：左侧颈内动脉海绵窦瘘。

临床诊断：左侧颈内动脉海绵窦瘘。

📋 诊疗经过

（1）治疗策略

球囊辅助下弹簧圈联合 Onyx 胶栓塞。

（2）材料及药物

● 6F 鞘，6F 导引导管（Envoy），6F DA。

● 0.035 inch 泥鳅导丝，0.014 inch 微导丝（Synchro-14/Traxcess-14），弹簧圈微导管（SL-10），Onyx 胶微导管（Headway-17）。

● 弹簧圈：Prime 3D-10 mm/40 cm，Target 360-8 mm/30 cm，Target 360-6 mm/30 cm。

● Scepter C 封堵球囊 4.0 mm × 15 mm。

● Onyx 胶。

- 造影剂。

- 肝素。

- 血管缝合器。

（3）手术过程

患者取平卧位，全身麻醉成功后，双侧腹股沟区消毒铺巾，以Seldinger技术穿刺右侧股动脉，成功置入6F股动脉鞘。以Seldinger技术穿刺左侧股动脉，成功置入6F股动脉鞘。全身肝素化，手术过程中活化部分凝血活酶时间维持在正常水平2~3倍。

在150 cm超滑泥鳅导丝的导引下，将6F DA经右侧股动脉鞘超选入左侧颈内动脉，末端置于左侧颈内动脉岩骨段。将6F导引导管经左侧股动脉鞘超选入左侧颈内动脉，末端置于左侧颈内动脉颈段。行颈内动脉正侧造影，选择合适的工作角度，在路图导引下，由Synchro-14微导丝分别将SL-10微导管和Headway-17微导管经6F DA超选入左侧海绵窦中，Headway-17微导管位于海绵窦深部，位置满意后，撤出微导丝备用。在路图导引下，由Traxcess-14微导丝将4.0 mm×15 mm Scepter C封堵球囊送入左侧颈内动脉海绵窦段，先经SL-10微导管依次释放Prime 3D-10 mm/40 cm、Target 360-8 mm/30 cm和Target 360-6 mm/30 cm弹簧圈，造影显示瘘口流速明显变慢。经Headway-17微导管注入DMSO后，立刻充盈球囊，再经Headway-17微导管注入Onyx胶，弥散良好，完全闭塞左侧海绵窦、引流静脉及瘘口。工作位及标准正侧位造影显示瘘口完全消失，颈内动脉通畅。

顺利撤出各级导管系统，拔除动脉鞘，穿刺点用血管缝合器缝合止血满意后，加压压迫穿刺点，足背动脉搏动良好，结束手术（图18-2）。

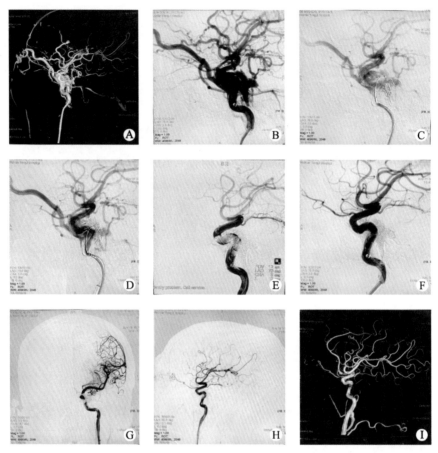

A：术前 3D 重建结果；B：6F DA 位于颈内动脉岩骨段，6F 导引导管位于颈段，选取的工作位并造影；C：微导管及球囊到位情况；D：填塞 3 枚弹簧圈后，瘘口流量明显降低；E：快速充盈球囊（可见球囊充盈影像），注入 Onyx 胶；F：撤下球囊造影，工作位造影，瘘口完全闭塞，颈内动脉及各分支通畅；G：标准正位造影，瘘口完全闭塞，颈内动脉及各分支通畅；H：标准侧位造影，瘘口完全闭塞，颈内动脉及各分支通畅；I：术后 3D 重建，瘘口完全闭塞，颈内动脉及各分支通畅。

图 18 -2　球囊辅助弹簧圈联合 Onyx 胶栓塞颈内动脉海绵窦瘘

（4）术后处理

术后患者神志清楚，对答切题，双侧瞳孔等大等圆，对光反射灵敏，左侧突眼及球结膜水肿完全消失，仍有视物重影，视力同术前，四肢肌力、肌张力正常。术后第 1 天复查头颅 CT 见图 18 - 3。患者于术后第 4 天出院，目前随访中。

笔记

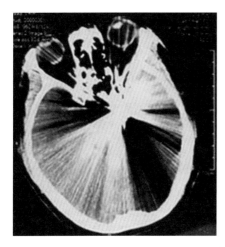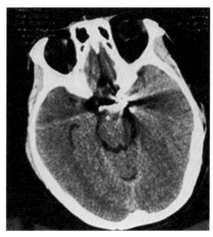

图 18 - 3　术后第 1 天复查头颅 CT

讨论与分析

（1）背景

颈动脉海绵窦瘘（carotid cavernous fistula，CCF）是指颈动脉海绵窦段或其分支破裂，导致颈动脉与海绵窦之间形成的异常交通。按病因可分为外伤性颈动脉海绵窦瘘（traumatic carotid cavernous fistula，TCCF）和自发性颈动脉海绵窦瘘（spontaneous carotid cavernous fistula，SCCF），前者多见，占 CCF 的 75% ~ 85% 。Barrow 等根据 CCF 供血动脉的不同将其分为以下 4 型。A 型：颈内动脉（internal carotid artery，ICA）与海绵窦直接沟通，也称直接型，绝大部分由外伤引起，为高流量型瘘口，少量自发性见于颈内动脉海绵窦段动脉瘤破裂。B 型：颈内动脉的脑膜支（如脑膜垂体干、下外干、包膜动脉等）单纯供血；C 型：颈外动脉（external carotid artery，ECA）的脑膜支（如脑膜中动脉、脑膜副动脉、咽升动脉等）单独供血；D 型：ICA 和 ECA 的脑膜支共同参与供血。B 型、C 型和 D 型统称为间接型，通常是自发性的，瘘口为低流量型。

海绵窦是一个将各个独立的血窦联系起来的结构，而非真正的静脉，其内有颈内动脉、动眼神经（Ⅲ）、滑车神经（Ⅳ）、三叉神经（V1、V2）和外展神经（Ⅵ）通过，海绵窦内的血流方向不固定，且汇入海绵窦的静脉无瓣膜。因此，当发生CCF时，动脉血涌入海绵窦使窦内压升高，血液从一条或多条静脉逆流，主要引流方式有以下4种：①眼静脉引流。同侧颈内动脉—海绵窦—眼上静脉（superior ophthalmic vein，SOV）—内眦静脉—面静脉。②浅部引流。颈动脉—海绵窦—额顶Trolard吻合静脉—上矢状窦，向皮层引流时，皮层表面静脉高度怒张，皮层静脉周围缺乏保护，可发生硬膜下或蛛网膜下腔出血。③深部引流。颈动脉—海绵窦—基底静脉丛—吻合静脉—基底静脉—大脑大静脉—直窦。④向下引流。颈动脉—海绵窦—岩上窦或岩下窦—横窦和乙状窦—颈内静脉。

因此，CCF的临床症状与供血动脉、引流静脉、脑及颅神经受损密切相关，主要表现为盗血、缺血和淤血3组症状。颈内静脉的血流经瘘口形成涡流产生颅内血管杂音，听诊眼部、眶周、颞部等处可闻及，压迫同侧颈动脉时，血管杂音减弱或消失；若血流经海绵间窦向对侧海绵窦和眼静脉引流，则双侧眼球突出，由于海绵窦内压力增高，眼静脉回流受阻，组织液吸收不良可使球结膜充血、自发性结膜出血或水肿、搏动性突眼、复视，严重时眼睑外翻可合并感染，出现暴露性角膜溃疡等；眼压增高可致青光眼、白内障、玻璃体浑浊、视网膜脱离、视盘充血、视网膜出血等；外展神经受累则眼球向外转动障碍，动眼神经受累可使瞳孔散大、对光反射减弱或消失、眼球向内上/下活动受限及上睑下垂，眼球缺血和视神经受压可致视力减退、失明及继发性青光眼。长期的动脉血灌入静脉使静脉压升高，可产生搏动性偏头疼。有时伴耳聋，若蝶窦腔受累可并发致命性鼻出血，以及颅内出血与缺血等症状。

笔记

（2）治疗策略

CCF治疗的主要目的是闭塞瘘口，消除异常动静脉交通和纠正海绵窦异常的血流动力学，减轻海绵窦的血流和压力，从而消除血管杂音，改善眼部症状，防止脑缺血或出血，保证远端脑组织的正常血供及尽量保持颈内静脉通畅。在血管内介入治疗之前，CCF主要采用结扎颈内动脉或颈外动脉、肌肉瓣"放风筝"栓塞瘘口及开颅瘘口修补术等方法，但并发症较多。随着血管内介入技术发展及材料更新，CCF的治疗方法主要是血管内介入治疗，根据瘘口位置、大小及引流静脉方向，治疗途径有经动脉和经静脉，栓塞材料可使用可脱球囊、可脱弹簧圈、Onyx胶和覆膜支架。

经股动脉可脱性球囊栓塞治疗：该方法由Serbinenko于1974年创造，后经Debrun等改进而成。CCF可脱性球囊血管内栓塞术操作简单方便，创伤性小，安全性高，效果可靠，并发症少，是目前治疗CCF最常用的治疗手段。其治愈率可达80%～95%，但也有10%左右病例使用可脱性球囊栓塞后不能完全闭塞瘘口或出现瘘口再通现象。

经股动脉血管内覆膜支架置入术：近年来，覆膜支架临床应用日趋增多，CCF的治疗原则是在闭塞瘘口的同时最大限度地保持颈内动脉通畅。覆膜支架治疗CCF是利用支架表面的生物膜直接封闭瘘口，同时保持颈内动脉通畅，以维护正常解剖的血管结构。覆膜支架与弹簧圈及其他栓塞材料相比，能够更安全、有效地修复病变部位的血管。应用覆膜支架治疗CCF要严格掌握适应证：颈内动脉海绵窦段及其以下的血管不能过于迂曲；覆膜支架适合瘘口较细小和（或）合并载瘘的颈内动脉狭窄；瘘口过大和（或）瘘口处有骨折片，球囊无法堵塞瘘口；有多个瘘口，但一个支架可以完全覆盖；对于压迫患侧颈总动脉，健侧颈内动脉造影示前交通不开放，必须保持患侧颈内动脉通畅的患者，可考虑使用覆膜支架；特别适合 CCF 合并假性动脉瘤，或球囊栓塞后早泄而发生假性动脉瘤者。

经股动脉弹簧圈结合 Onyx 胶栓塞治疗：可解决可脱球囊栓塞治疗带来的部分问题，利用弹簧圈良好的顺应性，可以充分填塞可脱球囊无法到达的间隙及较小的瘘口，可根据瘘口的大小选择不同型号的弹簧圈，甚至在弹簧圈位置放置不当的情况下回收并重新放置，释放后可以有效减少海绵窦腔内的体积，当然，无须使用弹簧圈填塞海绵窦内所有空间，以免压迫颅神经，造成神经功能损害。弹簧圈还为 Onyx 胶集中于瘘口附近弥散提供附着固化的框架支撑，可形象地将其比喻为"钢筋混凝土"。Onyx 胶较 NBCA 胶具有不易粘管、注射缓慢、操纵性更好的优点，海绵窦内弹簧圈的存在及瘘口流量的降低，利于 Onyx 胶的充填，Onyx 胶栓塞时需特别注意有无逆流进入动脉，当复查造影确认所有瘘口已经闭塞，即停止注入 Onyx 胶，不必追求绝对的致密栓塞，谨防出现反流进而导致脑缺血并发症，虽经辅助性球囊保护限制 Onyx 胶的过度弥散，但此种方法新发神经功能缺损发生率仍为 7% 左右。

经股动脉 NBCA 栓塞治疗：使用 NBCA 栓塞 CCF，技术要求较高，栓塞有一定风险，一般不应作为首选，只适用于以下适应证：Barrow 分型是 B、C、D 型脑膜支供血的 CCF；海绵窦属特殊的分隔类型，球囊和弹簧圈都不能到达瘘口附近的海绵窦腔，致使无法填塞瘘口；经球囊或弹簧圈栓塞后多次复发者。由于 NBCA 具有良好的弥散性能，能在海绵窦内弥散越过海绵窦分隔，充分闭塞海绵窦，从而达到堵塞瘘口而彻底治愈 CCF 的目的。

经静脉入路栓塞治疗：当 CCF 经动脉途径治疗有困难、危险或治疗失败、复发，曾做过颈动脉结扎，或颈动脉迂曲狭窄、血栓形成及有粥样硬化斑块者，或患侧颈内动脉为脑部主要供血动脉而无法闭塞瘘口须保持颈内动脉通畅者，可经静脉途径到海绵窦用弹簧圈或球囊、NBCA、Onyx 胶等进行栓塞。

总之，CCF 的最佳治疗效果为既堵塞瘘口，又保持载瘘动脉的通畅。为使 CCF 达到最佳的治疗效果，应根据 CCF 瘘口位置、大小、数目，载瘘动脉和引流静脉状况，侧支循环代偿功能情况及海绵窦类型，选择合理的介入入路和栓塞材料。

参考文献

［1］漆剑频，陈劲草，张苏明. 外伤性颈内动脉海绵窦瘘及介入治疗. 中国临床神经外科杂志, 2001, 6(1)：7 - 8.

［2］BARROW D L, SPECTOR R H, BRAUN I F, et al. Classification and treatment of spontaneous carotid-cavernous sinus fistulas. Journal of Neurosurgery, 1985, 62(2)：248 - 256.

［3］马廉亭. 外伤性颈动脉海绵窦瘘诊治的整体策略. 中国临床神经外科杂志, 2006, 11 (11)：641 - 642.

［4］THéAUDIN M, CHAPOT R, VAHEDIC K, et al. Dural carotid-cavernous fistula：relationship between evolution of clinical symptoms and venous drainage changes. Cerebrovascular Diseases (Basel, Switzerland), 2008, 25(4)：382 - 384.

［5］PONG J C, LAM D K, LAI J S. Spontaneous subconjunctival haemorrhage secondary to carotid-cavernous fistula. Clinical & Experimental Ophthalmology, 2008, 36(1)：90 - 91.

［6］JIAMSRIPONG P, MOOKADAM M, MOOKADAM F, et al. An uncommon cause of epistaxis：cartoid cavernous fistula. Emergency Medicine Journal, 2007, 24(5)：e28.

［7］GRIESHABER M C, DUBLER B, KNODEL C, et al. Retrobulbar blood flow in idiopathic dilated episcleral veins and glaucoma. Klinische Monatsblatter fur Augenheilkunde, 2007, 224(4)：320 - 323.

［8］邱品生，马华荣，林毅龙，等. 外伤性颈内动脉海绵窦瘘8例分析. 临床眼科

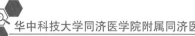
杂志,2007,15(2):163-164.

[9] 宋冬雷,冷冰,顾宇翔,等. 外伤性颈动脉海绵窦瘘的血管内治疗策略. 中华神经外科杂志,2004,20(3):238-241.

[10] SERBINENKO F A. Balloon catheterization and occlusion of major cerebral vessels. Journal of Neurosurgery,1974,41(2):125-145.

[11] DEBRUN G,LACOUR P,VINUELA F,et al. Treatment of 54 traumatic carotid-cavernous fistulas. Journal of Neurosurgery,1981,55(5):678-692.

[12] 邓剑平,高国栋,赵振伟,等. 外伤性颈内动脉海绵窦瘘的诊断及血管内栓塞治疗. 实用放射学杂志,2006,22(2):226-228.

[13] 张静波,吴中学,王忠诚,等. 带膜支架治疗出血性脑血管病初步经验. 中华神经外科杂志,2006,22(8):457-459.

[14] 卢小健,张鸿祺,支兴龙,等. 覆膜支架治疗外伤性颈动脉海绵窦瘘二例报道并文献复习. 中国脑血管病杂志,2006,3(10):454-458.

[15] ANDRADE G,PONTE DE SOUZA M L,MARQUES R,et al. Endovascular treatment of traumatic carotid cavernous fistula with balloon-assisted sinus coiling. A technical description and initial results. Interv Neuroradiol,2013,19(4):445-454.

[16] 邱雷,张翔,张全斌,等. 弹簧圈结合 Onyx 胶栓塞外伤性颈动脉海绵窦瘘的治疗体会. 中华神经外科杂志,2014,30(2):121-124.

[17] HASSAN T,RASHAD S,AZIZ W,et al. Endovascular modalities for the treatment of cavernous sinus arteriovenous fistulas:a single-center experience. J Stroke Cerebrovasc Dis,2015,24(12):2824-2838.

[18] 张孟增. 介入放射学基础与临床. 北京:中国科学技术出版社,2001:82-89.

[19] 马廉亭. 介入神经外科学. 武汉:湖北科学技术出版社,2003:351-375.

[20] 郭元星,李铁林,段传志,等. 创伤性颈动脉海绵窦瘘的血管内栓塞治疗. 第一军医大学学报,2004,24(10):1177-1180.

笔记

【周明辉　朱明欣　曾亮】

第 19 章
球囊扩张联合支架治疗
椎—基底动脉多发狭窄

病历摘要

一般情况：患者女性，63 岁。

主诉：头晕伴发作性视物重影 9 个月。

现病史：9 个月前患者无明显诱因下出现头晕、视物重影。头晕呈持续性，视物重影呈发作性，持续约 15 分钟后好转。当地医院给予抗血小板聚集的药物治疗，症状好转。此后患者头晕症状持续存在，头位改变时加重。9 个月来视物重影共发作 5 次，每次持续约 10 分钟缓解。当地医院 CTA 提示：左侧椎动脉 V4 段狭窄，基底动脉多发狭窄。给予抗血小板聚集等对症治疗 14 天，头晕症状无明显缓解，为行进一步治疗来我院就诊。起病以来，患者神志清楚，精神一般，睡眠尚可，食欲欠佳，大小便正常，体力下降，体重无明显变化。

既往史： 高血压病 3 年，口服硝苯地平缓释片，血压控制可，一直口服阿司匹林肠溶片、阿托伐他汀等对症治疗。

入院查体： T 36.3 ℃，P 77 次/分，BP 138/89 mmHg，神经系统查体未见明显阳性体征，NIHSS 评分 0 分。

实验室或影像学检查：

肌酐 169 μmol/L，口服复方 α-酮酸片（开同）2.5 g，一日 3 次，肌酐降至正常范围。

脑血管 DSA 检查提示：左椎动脉优势；左侧椎动脉 V4 段中度狭窄（狭窄近心端扩张），狭窄远端和小脑后下动脉（posterior inferior cerebellar artery，PICA）交界；基底动脉起始部重度狭窄；基底动脉中段重度狭窄（狭窄近心端扩张）（图 19 - 1）。

临床诊断： 左侧椎动脉 V4 段中度狭窄；基底动脉起始部重度狭窄；基底动脉中段重度狭窄，肾功能不全。

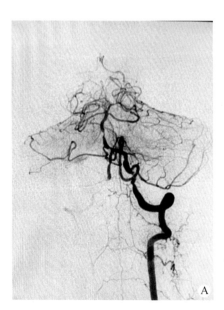
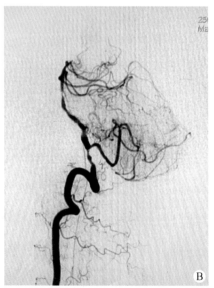

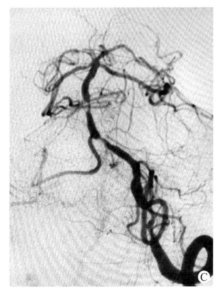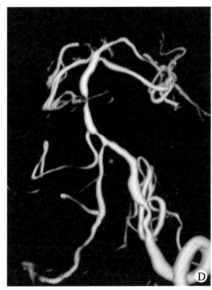

A：左侧椎动脉正位造影；B：左侧椎动脉侧位造影；C、D：工作位造影及三维重建。

图 19-1   脑血管 DSA 检查

诊疗经过

术前讨论：

（1）手术指征

患者近期后循环缺血反复发作，规律内科药物治疗下效果欠佳，考虑基底动脉起始部、中段重度狭窄及左侧椎动脉 V4 段中度狭窄为责任病变，有血管内介入治疗指征。

（2）治疗策略

串联狭窄病变拟微导丝到位后予以球囊预扩张。先扩张远端病变，再扩张近端病变，最后放置自膨式支架。

（3）相关风险

入路迂曲致操作困难；左侧椎动脉 V4 段狭窄，远端和 PICA 动

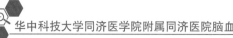

脉交界，预防穿支动脉闭塞；预防动脉夹层、急性亚急性血栓形成等。患者肌酐高，术前术后充分输液水化，术中尽量控制造影剂用量。

术前准备：

术前给予患者阿司匹林 100 mg/d，氯吡格雷 75 mg/d，连续使用 3 天；TEG 检测：ADP 35%，AA 100%。

治疗：

（1）治疗策略

椎动脉及基底动脉球囊扩张联合支架植入术。

（2）材料及药物

- 8F 鞘，6F 长鞘 80 cm，6F 中间导管（Sofia）；
- 0.035 inch 泥鳅导丝，0.014 inch 微导丝（Traxcess-14/Synchro-14），支架微导管（Prowler Select Plus）；
- Gateway 球囊 2.0 mm×15.0 mm；
- 支架：Enterprise Ⅱ 4.0 mm×39 mm 2 枚；
- 造影剂；
- 肝素、阿司匹林和硫酸氢氯吡格雷（波立维）；
- 血管缝合器。

（3）手术过程

1）全身麻醉成功后，右侧股动脉穿刺，置入 8F 动脉鞘，全身肝素化；

2）选择左侧椎动脉为路径血管，沿鞘送入 6F Sofia 导管至左侧椎动脉 V2 段，撤出泥鳅导丝，行旋转造影并三维重建；

3）调整合适的工作角度，在路径图下将 Synchro-14（0.014″×200 cm）微导丝与支架微导管（Prowler Select Plus）同轴，通过狭窄段，交换技术将 Traxcess-14（0.014″×300 cm）微导丝头端放置在左大脑后动脉 P1 段远端；

4）沿微导丝送入 Gateway 球囊（2 mm×15 mm）准确定位于基底动脉中部、起始部和左侧椎动脉 V4 段远近端狭窄处预扩张；

5）撤出球囊导管，送入 Enterprise Ⅱ 支架（4 mm×39 mm）在狭窄处释放，两枚支架重叠约 5 mm；

6）其后造影显示前向血流好，TICI 分级 3 级，残余狭窄率约 10%、10% 和 20%；

7）观察 10 分钟血流无变化，顺利撤出各级导管系统，结束手术（图 19-2）。

（4）术后处理

术后患者神志清楚，对答切题，双侧瞳孔等大等圆，对光反射灵敏，头晕症状消失。常规复查头颅 CT 平扫无异常。给予低分子肝素钙皮下注射，每 12 小时 1 次，共治疗 3 天。患者术后 3 天康复出院，继续双抗治疗。

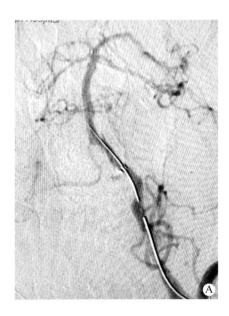
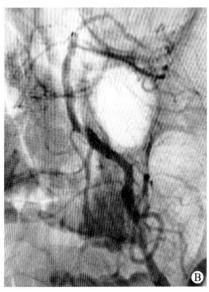

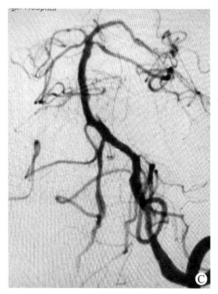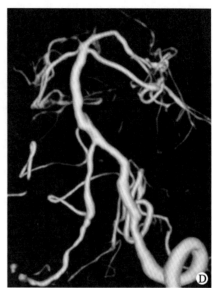

A：释放第一枚 Enterprise Ⅱ 支架，前向血流好转；B：两枚 Enterprise Ⅱ 支架桥接；C，D：术后工作位和三维重建显示狭窄明显好转。

图 19 - 2　椎动脉及基底动脉球囊扩张联合支架植入

讨论与分析

（1）背景及颅内动脉粥样硬化性狭窄治疗现状

脑卒中在中国居民死因谱上位居第一，其中 80% 为缺血性卒中。后循环卒中约占全部缺血性卒中的 20%，且其致残、致死率远高于前循环卒中。颅内椎—基底动脉（intracranial vertebrobasilar artery，ICVBA）包括椎动脉颅内段（V4 段）和基底动脉，其狭窄是后循环卒中的主要原因。颅内动脉粥样硬化性狭窄（intracranial atherosclerotic stenosis，ICAS）是缺血性卒中的主要危险因素之一。我国的急性缺血性卒中患者合并 ICAS 高达 46.6%；基底动脉与椎动脉颅内段 ICAS 也是后循环卒中的主要原因。

目前，ICAS 的治疗以药物治疗和血管内治疗为主，但关于

ICAS 的最佳治疗方式没有定论。一方面，颅内动脉狭窄支架置入与积极药物治疗（stenting versus aggressive medical therapy for intracranial arterial stenosis，SAMMPRIS）效果的对比研究结果表明支架置入并不优于规范药物治疗，但该研究在患者选择、术者经验、围手术期管理等方面一直被广泛质疑。此外，该研究中大量使用 Wingspan 支架，因此也有人认为是 Wingspan 支架坚硬的头端和较高的径向力导致大量的并发症。改良之后 WEAVE 试验结果表明，使用 Wingspan 支架治疗高级别 ICAS 的术后 72 h 内并发症发生率仅为 2.7%。另一方面，对于症状性 ICAS 和狭窄率 ≥ 70% 的 ICAS 的患者，经规范药物治疗后，疗效有限，复发性卒中发生率仍高达 18%，因此支架置入治疗依旧具有重要地位。Miao 等改进了 SAMMPRIS 试验缺陷，扩大了支架选择范围，一项多中心研究结果表明支架置入治疗 ICAS 的术后 30 天内并发症发生率仅 4.3%。这让人们认识到支架置入仍然是 ICAS 重要的治疗方式，选择合适的手术适应证是提高其安全性和有效性的关键。

（2）Enterprise 支架的优势

经美国食品药品监督管理局（Food and Drug Administration，FDA）认证，Wingspan 支架可用于狭窄率较高的 ICAS 的治疗。但其刚性与径向力高，且支架头端坚硬可能与围手术期的并发症率较高相关。除 Wingspan 支架以外，球囊扩张支架、药物洗脱支架及 Enterprise 支架（与 Wingspan 同为自膨胀支架）等也被尝试用于 ICAS 的治疗。Enterprise 支架最初是为辅助颅内宽颈动脉瘤的栓塞治疗而设计。Enterprise 支架可通过 0.021 inch 的微导管输送，微导管头端非常柔软；且采用闭环设计，其刚性与径向支撑力较小；使得 Enterprise 支架更容易通过较为迂曲的血管并到达复杂的病变部位。有研究表明，Enterprise 置入技术的高成功率和其结构特点相关。该椎基底动脉多发狭窄的患者，也成功置入了 Enterprise 支架，取得了良好的临床效果。

Vajda 等在 2012 年首次报道了 Enterprise 在 ICAS 治疗中的应用，取得了良好的效果。多项研究表明，Enterprise 支架治疗 ICAS 较为安全。在治疗后循环 ICAS 时，术后 30 天内所有卒中患者死亡的发生率在 2.56% ~ 12.50%。Nordmeye 等认为和前循环相比，后循环穿支动脉更多，导致支架置入的并发症较多。有研究认为对于动脉硬化斑块位于穿支动脉发出区域的病变，术后残余狭窄 < 50% 即可，不必追求形态学上完美；而是需要降低对穿支血管富集区域的压力进而减少穿支事件的发生率。多数血管狭窄患者的侧支循环代偿差，置入支架后容易发生脑血管高灌注，因此血压的良好控制是预防相关并发症的关键。此外，术者经验与手术安全性及成功率密切相关，在 SAMMPRIS 试验中，术者经验的学习曲线对手术成功率和术后并发症的发生率产生影响。总之，Enterprise 支架不失为治疗后循环 ICAS 的选择。但以后还需要更多的多中心前瞻性试验来进一步验证 Enterprise 支架治疗后循环 ICAS 的安全性和有效性。

参考文献

[1]《中国脑卒中防治报告》编写组.《中国脑卒中防治报告 2019》概要. 中国脑血管病杂志, 2020, 17(5): 272 – 281.

[2] GULLI G, MARQUARDT L, ROTHWELL P M, et al. Stroke risk after posterior circulation stroke/transient ischemic attack and its relationship to site of vertebrobasilar stenosis: pooled data analysis from prospective studies. Stroke, 2013, 44(3): 598 – 604.

[3] WANG Y, ZHAO X, LIU L, et al. Prevalence and outcomes of symptomatic intracranial large artery stenoses and occlusions in China: the Chinese Intracranial

Atherosclerosis（CICAS）Study. Stroke, 2014, 45（3）：663 – 669.

[4] JOHNSTON S C, MENDIS S, MATHERS C D. Global variation in stroke burden and mortality：estimates from monitoring, surveillance, and modelling. Lancet Neurol, 2009, 8（4）：345 – 354.

[5] DJURDJEVIC T, CUNHA A, SCHULZ U, et al. Endovascular treatment of patients with high-risk symptomatic intracranial vertebrobasilar stenoses：long-term outcomes. Stroke Vasc Neurol, 2019, 4（4）：182 – 188.

[6] MATTLE H P, ARNOLD M, LINDSBERG P J, et al. Basilar artery occlusion. Lancet Neurol, 2011, 10（11）：1002 – 1014.

[7] DERDEYN C P, CHIMOWITZ M I, LYNN M J, et al. Aggressive medical treatment with or without stenting in high-risk patients with intracranial artery stenosis（SAMMPRIS）：the final results of a randomised trial. Lancet, 2014, 383（9914）：333 – 341.

[8] ALEXANDER M J, ZAUNER A, CHALOUPKA J C, et al. WEAVE trial：final results in 152 on-label patients. Stroke, 2019, 50（4）：889 – 894.

[9] DERDEYN C P, CHIMOWITZ M I. Angioplasty and stenting for atherosclerotic intracranial stenosis：rationale for a randomized clinical trial. Neuroimaging Clin N Am, 2007, 17（3）：355 – 363.

[10] ESKEY C J, MEYERS P M, NGUYEN T N, et al. Indications for the performance of intracranial endovascular neurointerventional procedures：a scientific statement from the American Heart Association. Circulation, 2018, 137（21）：e661 – e689.

[11] MIAO Z, ZHANG Y, SHUAI J, et al. Thirty-day outcome of a multicenter registry study of stenting for symptomatic intracranial artery stenosis in China. Stroke, 2015, 46（10）：2822 – 2829.

[12] ZHU Y, ZHANG H, ZHANG Y, et al. Endovascular metal devices for the treatment of cerebrovascular diseases. Adv Mater, 2019, 31（8）：e1805452.

[13] LIU L, MA N, MO D P, et al. Enterprise stent in treatment of symptomatic

笔记

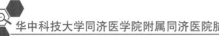

complex intracranial atherosclerotic stenosis. Chin J Stroke, 2017, 12(7): 592 – 597.

[14] LEE K Y, CHEN D Y, HSU H L, et al. Undersized angioplasty and stenting of symptomatic intracranial tight stenosis with enterprise: evaluation of clinical and vascular outcome. Interv Neuroradiol, 2016, 22(2): 187 – 195.

[15] VAJDA Z, SCHMID E, GüTHE T, et al. The modified Bose method for the endovascular treatment of intracranial atherosclerotic arterial stenoses using the enterprise stent. Neurosurgery, 2012, 70(1): 91 – 101.

[16] YU S C, LEUNG T W, LEE K T, et al. Learning curve of Wingspan stenting for intracranial atherosclerosis: single-center experience of 95 consecutive patients. J Neurointerv Surg, 2014, 6(3): 212 – 218.

[17] YU S C, LEUNG T W, LEE K T, et al. Angioplasty and stenting of intracranial atherosclerosis with the wingspan system: 1-year clinical and radiological outcome in a single Asian center. J Neurointerv Surg, 2014, 6(2): 96 – 102.

[18] ZHAO Y, JIN M, WANG J. Long-term follow-up results of stenting angioplasty for elderly patients with severe symptomatic intracranial vertebral artery atherosclerotic stenosis. Chin J Geriatr Heart Brain, 2017, 19(7): 681 – 684.

[19] NORDMEYER H, CHAPOT R, AYCIL A, et al. Angioplasty and stenting of intracranial arterial stenosis in perforator-bearing segments: a comparison between the anterior and theposterior circulation. Front Neurol, 2018, 9: 533.

[20] QIU X S, DING Y F, XIA S H, et al. Effect evaluation of enterprise stents in the treatment of complex and severe symptomatic intracranial atherosclerotic stenosis. Chin J Cerebrovasc Dis, 2019, 16(5): 257 – 262.

【吴增宝　朱明欣　曾亮】